BASTEI
LÜBBE

Sylvia Sassonov

Ich tanze so lange ich kann

Der Mut, sich
einer unheilbaren Krankheit zu stellen

BASTEI
LÜBBE

BASTEI LÜBBE TASCHENBUCH
Band 61 545

1. Auflage: Mai 2004
2. Auflage: April 2007
3. Auflage: September 2009

Originalausgabe

Bastei Lübbe Taschenbücher in der Verlagsgruppe Lübbe

Umschlaggestaltung: Bianca Sebastian
Titelbild: Autorenfoto
Satz: Textverarbeitung Garbe, Köln
Druck und Verarbeitung: CPI – Ebner & Spiegel, Ulm
Printed in Germany
ISBN 978-3-404-61545-2

Sie finden uns im Internet unter
www.luebbe.de
Bitte beachten Sie auch: www.lesejury.de

Der Preis dieses Bandes versteht sich einschließlich
der gesetzlichen Mehrwertsteuer.

für Edith

TEIL 1

AM ANFANG DER KRANKHEIT EIN BLINDER FLECK

Die Krankheit begann im Frühling 1994. Ich hatte im Jahr davor meine erste Liebesbeziehung mit einer Frau gehabt. Diese Frau war wie meine zweite Haut. Ich glaubte, bei ihr meine Urheimat gefunden zu haben. Wir waren uns so ähnlich, wahrscheinlich zu ähnlich. Ich wünschte mir, mit dieser Frau zusammen alt zu werden. Aber die Realität richtete sich nicht nach meinen Träumen. Nach sieben Monaten verließ sie mich. Vielleicht war ich ihr zu jung, noch zu unreif, vielleicht hatte sie Angst vor ihren eigenen Gefühlen bekommen … Ich musste die warme Badewanne unserer Zärtlichkeit verlassen und knallte wie ein Asteroid auf den Erdboden.

Auf sieben Monate Himmel folgten sieben Monate Hölle. Ich war verletzt, orientierungslos. Jeden Tag die gleiche Leere und jeden Morgen beim Aufwachen dieselbe zermarternde Frage: Was habe ich falsch gemacht?

Sieben Monate lang versuchte ich, die Freundin zurückzuerobern. Damals lebte ich in dem Glauben, dass man, wenn man genügend Druck auf die Wirklichkeit ausübt, diese nach seinen Wünschen schon zurechtbiegen kann. Das Resultat meiner Bemühungen war, dass sie sich immer weiter von mir zurückzog. Im Februar ging ich dann in eine Lesbendisko und sah meine Herzdame dort Arm in Arm mit einer anderen.

Ich wollte nicht mehr leiden. Ich wollte wieder stark und froh und unverletzbar sein.

Zu dieser Zeit machte mir mein Chef den Hof. Vielleicht hatte er das schon früher getan, und ich hatte es nur nicht wahrgenommen. Wenn ich an seiner offenen Bürotür vorbei zum Kopiergerät ging, schickte er mir bewundernde Blicke hinterher. Ich musste oft an seiner Tür vorbei.

Ich wurde von ihm immer häufiger in sein Büro gebeten, meist wegen nichtiger Anlässe. Und wenn ich ihm dann gegenüber saß, diesem mächtigen Mann im Anzug, mit seinen musternden Augen, fühlte ich mich jedes Mal ein bisschen wie das Kaninchen vor der Schlange. Ich spürte, dass ich ihm gefiel, und er gefiel mir auch. Obwohl er schon über fünfzig war und einen Ring an seiner rechten Hand trug. Ihn umgab eine Aura von Macht und Kompetenz. Es hieß in der Firma, er sei ein Tyrann. Er war bei keinem der Mitarbeiter beliebt, aber von allen gefürchtet. Wen er mit unheilschwangerer Miene in sein Büro zitierte, der kam zwei Kleidergrößen kleiner wieder raus. Er hatte die Gabe, auf leisen Sohlen gerade dort aufzutauchen, wo geschwatzt, geraucht oder gefaulenzt wurde. Er leistete selbst sehr viel und erwartete das auch von anderen. Schlamperei bei der Arbeit und Nachlässigkeit ließ er nicht durchgehen. Nur zu mir war er charmant und jovial. Ich verdankte das wohl meiner Jugend und meinem frischen Aussehen.

Die Blicke, die er mir nachschickte, wurden immer intensiver, immer zehrender. Ich quittierte sie jetzt manchmal mit einem koketten Lächeln. Warum tat ich das? Er war schließlich ein Mann, und ich liebte Frauen. Aber ich war allein zu dieser Zeit und oft einsam. Ich brauchte irgendeinen neuen Auftrieb. Ich fühlte mich geschmeichelt, dass sich dieser erfolgreiche und von den Kollegen so gefürchtete Mann ausgerechnet für mich interessierte. Es war ein Spiel mit dem Feuer, welches meiner weiblichen Eitelkeit gefiel, auch wenn mein Herz völlig unberührt davon blieb. Vielleicht dachte ich, mit einem Mann wäre es leichter, da wäre die Wunde, wenn man verlassen wird, nicht so tief. Ich hatte kaum Erfahrungen mit Männern. Sie waren für mich Wesen von einem anderen Stern.

Dann kam der Tag, an dem mein Chef in die Offensive ging. Es war der 8. März. Ich kopierte gerade einige Statistiken, als er mit leisen Schritten hinter mich an das Kopiergerät trat.

»Darf ich Sie heute Mittag zum Essen einladen?«

Ich war perplex, obwohl ich mit solch einer Anmache doch längst gerechnet hatte. Ich sagte: »Ja.« Naiv, neugierig, dumm. Nicht ahnend, welche Lawine ich mit meinem »Ja« ins Rollen gebracht hatte.

Er wartete in seinem Mercedes ein paar Querstraßen weiter, weit genug von der Firma entfernt. Als ich vor dem Wagen stand, öffnete er mir die Tür von innen und sah mich staunend an. »Was für eine schöne Frau!«

Wir fuhren über die Lindauer Autobahn in Richtung Starnberger See. Dort hatte er kürzlich bei einer seiner Radtouren, wie er mir erzählte, ein nettes Lokal entdeckt.

»Es ist wie ein Wunder, dass du jetzt neben mir in diesem Auto sitzt.« Er duzte mich und bat mich, auch ihn beim Vornamen zu nennen. »Sag Hans zu mir. Das *Sie* ist so steif.« Er plauderte drauflos. »Du gefällst mir schon lange. Dein Lachen, dein erfrischendes Wesen haben es mir gleich angetan«, gestand er mir.

Das Lokal, in welches er mich führen wollte, hatte an diesem Dienstag Ruhetag. Deshalb gingen wir bloß am Seeufer spazieren. Er erzählte mir von sich. Er hatte karrieremäßig die oberste Sprosse der Leiter erklommen, sein Job bot ihm keine Herausforderung mehr. Zum Ausgleich machte er weite Reisen und betrieb verschiedene Extremsportarten. Was er suchte, was er brauchte, waren Adrenalinausstöße; er war immer auf der Jagd nach einem neuen Kick. Er war seit fünfundzwanzig Jahren verheiratet, mit derselben Frau.

Mir gefiel, dass er nicht schlecht von seiner Frau sprach. »Sie ist ein guter Kumpel.« Allerdings sei die Ehe, so sagte er, seit Jahren nur noch eine reine Zweckgemeinschaft. Jeder gehe seine eigenen Wege. Während des Erzählens griff er nach meiner Hand. Ich entzog sie ihm nicht. Ich fand Hans, meinen Chef, weder besonders sympathisch noch besonders unsympathisch. Ich hatte mich nun einmal auf das Glatteis begeben und war gespannt, was als Nächstes passierte.

Er sagte: »Du bist eine ganz besondere Frau. Du hast noch diese natürliche Ausstrahlung.«

Solche Komplimente machten mich glücklich. Zumal mein Selbstwertgefühl im Jahr davor diesen empfindlichen Stoß bekommen hatte.

Ich hatte an diesem Tag schon Feierabend, aber ihn erwartete noch ein wichtiger Termin. Deshalb gingen wir nach zwei Stunden zu seinem Auto zurück. Bevor er den Wagen startete, streichelte er mir zart über meine Brüste.

Obwohl ich es vorzog mit Frauen Zärtlichkeiten auszutauschen, genoss ich die Berührung seiner Fingerkuppen. Ich war lange nicht mehr so berührt worden.

Während der Fahrt sagte er, er würde gern ein paar Tage mit mir verreisen. Im April an den Bodensee, wenn dort die Apfelbäume blühen, das würde einer romantischen Frau wie mir bestimmt gefallen.

In meinem Kopf war eine Leere. Worauf ließ ich mich hier ein?

»Willst du mit mir verreisen?«, fragte er sanft.

»Ja.« Meine Lippen sagten diese zwei Buchstaben, aber es war eine andere, die das sprach. Mein *Ich* hatte sich in den letzten Stunden irgendwie verflüchtigt. Ich fühlte mich in der

Nähe dieses Mannes wie gelähmt, nahezu paralysiert. Er faszinierte mich und er schüchterte mich ein. Es war so verwirrend!

Als ich aus seinem Wagen stieg, sagte er einen Satz, der mir nahe ging. »Ich will auf dich aufpassen, Küken.«

◆ ◆ ◆

In der Nacht erwachte ich von einer drückenden Übelkeit. Ich schaffte es gerade noch bis ins Bad, wo ich meinen kompletten Mageninhalt in die Kloschüssel spuckte. Als ich mich aufrichtete, erfasste mich ein so heftiger Schwindel, dass ich mich am Waschbecken festhalten musste.

Was hatte diese Übelkeit ausgelöst? Sonnenstich kam nicht in Frage, weil die Sonne an diesem Tag kaum geschienen hatte. Eine Salmonellenvergiftung? Ich hatte an diesem Tag, außer meinem Frühstück sowie einem Apfel und einer Brezel am Abend, doch gar nichts gegessen. Vielleicht wollte mir mein Körper mit dieser Brechattacke signalisieren, dass ich den Mann, der am Vortag in mein Leben getreten war, schleunigst wieder ausspeien sollte. Eine Kollegin sagte später einmal treffend über den Chef: »Der Herr X ist ein richtiger Kotzbrocken.«

Heute weiß ich, dass diese Nacht der sichtbare Beginn meiner Krankheit war.

Am nächsten Tag ging ich nicht zur Arbeit. Mein Kopf hämmerte, mir war ganz schwindelig, ich fühlte mich wie aus Glas. Ich rief meinen Chef an und meldete mich für einen Tag krank.

Erstaunt fragte er, was mir denn fehle, dann wünschte er mir gute Besserung und sagte in einem leicht mahnenden

Ton, dass unsere private Verbindung kein Freibrief dafür sei, häufig krank feiern zu dürfen.

Ich schluckte. Ich hatte in den drei Jahren, die ich in der Firma war, noch keinen einzigen Tag wegen Krankheit gefehlt. Doch ich fühlte mich zu schwach, um mich über seine Worte zu empören.

So verbrachte ich diesen 9. März im Bett und fütterte meinen malträtierten Magen mit Tee und Zwieback. Am Abend ging es mir wieder etwas besser. Nur das leichte Schwindelgefühl hielt noch zwei Tage lang an.

◆ ◆ ◆

Unser verpatztes Mittagessen holten wir zu Beginn der darauf folgenden Woche nach. In seinem schwarzen Mercedes wartete Hans auf mich an unserem geheimen Treffpunkt. Wir fuhren zu einem feinen Fischlokal. Es machte meinem Chef Freude, mich gut auszuführen. Er war ein Kavalier – von der Hutkrempe bis zur Stiefelspitze. Ich war zwar nicht verliebt, genoss seine Einladungen aber sehr. Dieser Mann strahlte Erfahrung und Sicherheit aus. Ich hatte in den letzten Tagen versucht, meine Gedanken auf ihn zu konzentrieren und nicht mehr an die Verflossene zu denken. Es gelang mir sogar zeitweise.

Wir überzogen unsere Mittagspause – wenn man mit dem Chef speist, ist so etwas möglich – und nach dem Essen gingen wir noch an der Isar spazieren. Je länger wir uns unterhielten, desto netter fand ich diesen Mann. Dass er verheiratet war, störte mich nicht. Im Gegenteil. Dann stand er wenigstens nicht plötzlich mit seinen Koffern vor meiner Tür und sagte: »Hallo, hier bin ich! Ich will bei dir einziehen«, oder brachte gar seine Hemden zum Bügeln vorbei. Einen verheirateten Mann kann man besser auf Distanz halten. Und das war mir wichtig, wenn ich schon ein Verhältnis mit einem Mann einging.

Hans wollte vieles von mir wissen. Er interessierte sich für mein Leben, für meine Familie, vor allem aber interessierte ihn, was ich in der Ex-DDR gemacht hatte, bevor ich 1991 in den Westen gekommen war.

Ich hatte von meinem siebzehnten bis zum einundzwanzigsten Lebensjahr als Fotomodell gearbeitet. Ich ließ mich damals für Modeaufnahmen ablichten, auch für Nachtwäsche und Dessous. Nebenher hatte ich als Mannequin in einer Damenkonfektions-Firma gejobbt, für Damenoberbekleidung und Miederwaren. Ich hatte zuvor eine Berufsausbildung als Zahnarzthelferin gemacht und auch abgeschlossen, nach der Lehre jedoch sofort gekündigt. Wozu sich acht Stunden täglich in einer Arztpraxis abmühen, wenn ich für ein einziges Foto-Shooting so viel Geld bekam, wie eine Vollzeit beschäftigte Zahnarzthelferin in einem ganzen Monat? Schließlich hatte ich auch genügend Aufträge.

Hans imponierte das. Er sagte: »Wenn eine Frau von deinem Wuchs kein Geld mit ihrem Körper verdient, ist sie dumm.« Er wollte wissen, ob ich die Fotos aus meiner Model-Zeit noch habe.

Ich bejahte das.

Ob er diese Fotos mal sehen dürfe, fragte er.

Ich antwortete: »Mal sehn. Vielleicht. Gelegentlich mal.«

◆◆◆

Am nächsten Tag rief mich Hans vor der Arbeit an und sagte in chefmäßigem Ton: »Bitte vergiss nicht, mir gleich die Fotos mitzubringen.«

Ich hatte keine Lust, einem mir doch eigentlich noch wildfremden Mann meine Dessous-Fotos zu präsentieren; irgendetwas sträubte sich in mir. Ich sagte ihm, dass ich es mir anders überlegt hätte und ihm die Fotos lieber nicht zeigen wollte.

»Aber du hast es mir doch versprochen!«

Versprochen hatte ich ihm gar nichts. Ich hatte »Mal sehn« gesagt. Meine Worte klangen mir noch im Ohr. Aber wenn ein Mann wie Hans sagte, zwei plus zwei ist fünf, war es unklug auf vier zu beharren.

»Versprochen ist versprochen.« Ich hörte Tadel aus seiner Stimme heraus. »Oder stehst du nicht zu deinem Wort?«

Mit dem letzten Satz packte er mich bei meinem Ehrgefühl. Dieser Mann war ein Meister im Manipulieren. Er liebte es, andere Menschen zu beeinflussen und ihnen seinen Willen aufzuzwingen, das sollte ich im Laufe des Sommers noch erfahren. Dies hier war eine erste Kostprobe, der Vorläufer, und er schien zu gewinnen.

»Also gut«, seufzte ich. »Ich bringe dir die Fotos heute nach Feierabend in dein Büro.«

»Alle«, sagte er mit Nachdruck. »Auch die Dessous-Aufnahmen.«

◆◆◆

Nach Dienstschluss erschien ich mit einem Pappkarton voll der Früchte aus meiner Girlie-Zeit im Büro meines Chefs.

Er empfing mich freudestrahlend. »Komm rein!« Er drückte mir einen Kuss auf die Wange und knipste die rote Lampe über seiner Bürotür an, welche den Kollegen signalisierte, dass er nicht gestört werden wollte. Das machte er sonst nur bei internen Besprechungen.

Als ich ihm die Fotos auf den Tisch legte, schob er die Modeaufnahmen achtlos beiseite. Sie interessierten ihn nicht. Aber sämtliche Fotos, auf denen ich Nachtwäsche, Dessous oder Badeanzüge trug, nahm er sehr genau ins Visier. »Das ist ja wunderwunderhübsch …«

Da saß der Chef in seinem korrekten Anzug zwischen den Leitz-Ordnern, meine Fotos vor sich auf dem Schreibtisch ausgebreitet, wie Tarot-Karten vor einer Wahrsagerin.

Wenn ein Kollege die rote Lampe an der Tür übersähe und jetzt hereinkäme …

In den Augen meines Chefs lag kein Staunen und keine Bewunderung mehr, nur noch eine animalische, kaum verhohlene Lüsternheit. Ich fühlte mich wie ein Insekt unter der Lupe eines Sezierers. Am liebsten hätte ich die Fotos so, wie sie vor ihm auf dem Tisch lagen, mit einem Streichholz angezündet.

»Hast du in deinem Schrank noch andere Sachen?«

Ich wusste nicht, worauf er hinauswollte und sah ihn verständnislos an.

»Na schärfere Sachen.«

Als er meinen entgeisterten Blick sah, lenkte er sofort ein. »Schon gut.«

Ich spürte, wie mir die Sache entglitt, wie ich in eine Richtung und in eine Rolle gedrängt wurde, die nicht die meine waren.

Ein Foto hatte es meinem Chef ganz besonders angetan. Ich stand darauf vor einer Wand aus Palmen, hatte den Kopf in den Nacken gelegt und meine Arme lasziv zum Himmel gestreckt. Auf diesem Foto war viel Haut zu sehen.

Er sah es sich lange an. Dann fragte er: »Schenkst du mir dieses Bild?«

Das wollte ich nicht. Bei der Vorstellung, einem Mann womöglich als Masturbiervorlage zu dienen, lief es mir kalt den Rücken herunter. Ich dachte an Voodoo-Kult. Es hieß da, dass diejenigen, die im Besitz eines Fotos von einem anderen Menschen sind, angeblich Macht über diesen haben. Auch wenn es abergläubisch sein mochte, ich nahm Magisches ernst. »Ich schenke es dir nicht«, sagte ich.

Er sah mich bezwingend an. »Dann kaufe ich es dir ab. Zweihundert Mark. Fünfhundert Mark. Ich gebe dir dafür, was du willst.« Mit fanatischem Blick starrte er abwechselnd mich und das Foto an.

Ich wollte nur noch ganz schnell raus aus diesem Büro und diese prekäre Situation hinter mir lassen. Und deshalb, *nur* deshalb sagte ich: »Okay. Ist gut. Behalt es!«

Hans nahm das Foto erfreut an sich. »Danke, Küken. Ich wusste, dass du mir meinen Wunsch nicht abschlägst. Ich werde dein Bild immer bei mir tragen.«

Ich raffte die übrigen Fotos zusammen und verließ fluchtartig sein Büro.

Als ich kurz darauf auf die Straße trat, bemerkte ich den verschwommenen Fleck vor meinem linken Auge zum ersten Mal. Ein Teil meines Gesichtsfeldes war wie in Nebel getaucht. Eine Wimper auf der Pupille? Ich rieb mit dem Handrücken über mein Auge, ich blinzelte – der Fleck blieb. Wenn ich die Blickrichtung änderte, wanderte der Fleck mit. *Wird schon wieder weggehen*, dachte ich. Wahrscheinlich waren meine Augen übermüdet, denn ich hatte in der letzten Zeit oft bis in die Nachtstunden hinein gelesen.

Zu Hause angekommen, kochte ich mir eine Tasse Tee. Ich fühlte mich mies. Ich hatte an diesem Tag zwei Dinge getan, die ich nicht tun wollte. Ich hatte einem fremden Mann meine Pin-up-Fotos gezeigt und ihm sogar noch eines geschenkt. Damit hatte ich mich selbst zum Sexobjekt degradiert.

Heute könnte mich niemand mehr gegen meinen Willen zu so etwas bewegen. Aber in diesem Frühling 1994 war ich wie weiches Wachs. Formbar, manipulierbar, leicht zu beeinflussen. Ich hatte noch nicht gelernt, auf meine innere Stimme zu hören und einem anderen Menschen Grenzen zu setzen.

♦ ♦ ♦

Der blinde Fleck vor meinem linken Auge blieb. Er breitete sich sogar noch weiter aus, so dass ich bald alles verschwommen sah. Mir erschien mit diesem Auge auch alles viel dunkler, wie durch ein Rußglas. Die Farbe Rot nahm ich nur noch als ein verwaschenes Braun wahr. Sobald ich mich bückte, durchfluteten Schmerzattacken meinen Kopf. Wenn ich die Augäpfel rollte, stach es hinter dem linken.

Allmählich machte mir die Sache Angst. Vielleicht hatte ich den grauen Star? Oder wuchs ein Tumor in meinem Gehirn, der mir langsam den Sehnerv abquetschte? Nach einer Woche Verschwommensehen, fasste ich mir ein Herz und ging zu der Augenärztin in unserem Ort.

Sie untersuchte mit einem Spiegel meinen Augenhintergrund, sie leuchtete mir in die Pupille, sie ließ mich Zahlen von einer Tafel ablesen, von denen ich mit dem linken Auge nur die in der allerobersten Reihe erkannte. Dann machte sie bei mir noch eine Gesichtsfeld-Untersuchung. Ich wurde in einem abgedunkelten Raum vor einen Apparat gesetzt, bekam einen Schalter in die Hand und sollte bei jedem Lichtpunkt, den ich im Kreis aufleuchten sah, auf einen Knopf drücken. Es gab viele Lichtpunkte, größere und kleinere, sternschnuppenartig blitzten sie auf und verloschen wieder.

Diese Untersuchung zeigte bei mir einen Gesichtsfeld-Defekt im unteren Halbfeld meines linken Auges; ich hatte in einem Abschnitt des Kreises keinen einzigen Leuchtpunkt wahrgenommen.

»Bei Ihnen stimmt was mit dem Sehnerv nicht«, meinte die Ärztin. »Ich überweise Sie zur genaueren Diagnostik in die Augenklinik. Gehen Sie gleich morgen hin!«

◆ ◆ ◆

Am nächsten Tag fuhr ich mit der U-Bahn in die Augenklinik. Mir war mehr als mulmig zu Mute. Was stimmte mit meinem Sehnerv nicht? Ein Tumor? Warum hatte sie mich in die Augenklinik überwiesen?

Ich fühlte mich ziemlich verloren in diesem riesigen Klinikkomplex, zwischen all den Apparaturen. Auf dem Weg zu den verschiedenen Diagnostikstellen verlief ich mich mehrfach. Später wurden meine Gehirnströme gemessen, ich wurde vor einen Bildschirm gesetzt, bekam Elektroden auf meine Kopfhaut geklebt und musste mit einem Auge einen roten Punkt auf einem Schachbrettmuster fixieren, während die weißen und schwarzen Kästchen jede Sekunde wechselten. VEP hieß das in der Fachsprache: Visuell evozierte Potenziale.

Nach einer Anzahl verschiedener Untersuchungen stand die Diagnose fest: Optikusneuritis. Ich bekam eine Überweisung für die Neurologische Abteilung der Klinik, die für solche Sachen zuständig ist.

Maßlos erleichtert stieg ich mittags wieder in die U-Bahn. Kein Tumor! Kein grauer Star! Bloß eine Sehnerv-Entzündung und die heilt von allein wieder ab, wie der Arzt meinte. Dieser Arzt hatte sich erboten, mich für zwei Wochen krankzuschreiben, aber ich wollte meinen Chef nicht enttäuschen. Ich ging noch am gleichen Nachmittag wieder zur Arbeit und machte dort ein fröhliches Gesicht.

♦ ♦ ♦

Eine Woche später hatte ich einen Termin bei einer Neurologin. Eine junge, sympathische Ärztin, die zufällig im selben Ort wohnte wie ich. Wir hatten uns schon oft gesehen. Sie ließ mich auf einem Bein hüpfen, mit geschlossenen Augen auf einer Linie laufen und prüfte mit einem Hämmerchen meine Reflexe. Der neurologische Befund war normal. Um alles abzuklären, bestellte sie mich jedoch für die kommende Woche zur Lumbalpunktion, bei welcher eine Nadel in meinen Lendenwirbelbereich geführt und Rückenmarkflüssigkeit entnommen werden sollte. Ich bekam auch einen Termin zur Kernspintomografie. Allerdings erst drei Wochen später, weil für die gesamte Innenstadtklinik nur ein einziger Kernspintomograf zur Verfügung stand.

Auf meine Frage, was ich denn jetzt gegen meine Sehnerv-Entzündung machen solle, antwortete sie bloß, ich solle einfach abwarten und mich ein bisschen schonen.

♦ ♦ ♦

Doch eine Schonzeit gab es nicht. Mein Chef hatte an mir Feuer gefangen, er brannte lichterloh. Jeden Tag kam er wie ein liebeshungriger Kater in mein Büro, nur um einen Blick auf mein Dekolletee zu erhaschen, seine schon altersfleckige Hand einmal kurz auf meinen jungen Po zu legen. Meine Jugend hatte es ihm angetan, wie er mir gestand, meine Frische und Unversehrtheit. Er nannte mich sein »Küken«, seine »junge Lolita«, sich selbst bezeichnete er als »den grauen Wolf«.

Wenn ihm seine vielen Termine für einen Besuch keine Zeit ließen, rief er mich vom Haustelefon an und sagte mit sehnsuchtsvoller Stimme, dass er mein Foto gerade vor sich auf dem Schreibtisch liegen habe. Die Sache mit ihm begann mir bereits zu diesem Zeitpunkt lästig zu werden. Ich hatte kein gutes Gefühl im Bauch. Wie wurde ich den Mann wieder los?

Mein Chef wollte mehr Zeit mit mir verbringen. Ständig sprach er jetzt davon, dass er an den Bodensee fahren und sich mit mir für ein paar Tage aus dem Alltag ausklinken wollte. Sein Job ließe ihm kaum noch Luft zum Atmen.

»Fahr mit mir«, bat er. »Es werden für uns beide schöne Tage.«

Warum ließ ich mich zu dieser Reise überreden?

Ich dachte: *Gut, diesen einen Wunsch erfülle ich ihm, dann mache ich aber reinen Tisch und sage ihm, dass ich lesbisch bin. Und dass er mich, bitteschön, nach dieser Fahrt in Ruhe lassen soll. Wir können ja Freunde bleiben …*

♦ ♦ ♦

Als ich in seinen frisch polierten Wagen stieg, überkamen mich heftige Bauchschmerzen. *Den Film anhalten und aus der falschen Rolle aussteigen*, dachte ich. Ich war gerade dabei, den größten Verrat an mir selbst zu begehen.

Es war April, die Obstbäume blühten, weiße Schäfchenwolken zogen über den Himmel, aber ich nahm alles nur wie durch einen Schleier wahr. Hans griff mir dauernd ans Knie, streichelte zärtlich meine Hand, sagte, wie sehr er sich auf die Tage und Nächte mit mir freue. »Du brauchst keine Angst zu haben. Ich bin kein so junger Hirsch mehr, keiner von der stürmischen Sorte. Ich werde deinen Körper zu genießen wissen wie ein exzellentes Mahl.«

Das Brummen des Motors, Hans' optimistisches Lachen, die Sonne – mir war alles zu viel. Ich sehnte mich nach einem stillen, abgedunkelten Raum für mich allein. Mein blindes Auge irritierte mich. Wenn die Fahrt nur schon vorüber wäre!

Hans erklärte mir die Gegend, durch die wir fuhren. Er brauchte keinen Reiseführer, denn er kannte den ganzen Landstrich. Mittags hielten wir Rast in einem urigen Lokal. Ich wusste, dass ich auf dieser Reise das erste Mal seit sehr langer Zeit wieder mit einem Mann schlafen würde. Mein Innerstes rebellierte dagegen.

Das Hotelzimmer, das er für eine Woche gebucht hatte, war geschmackvoll eingerichtet. Vom Balkon aus sah man den glitzernden Bodensee. Aber ich konnte die Aussicht nicht genießen. Beim Anblick des Doppelbettes bekam ich Angst. Als ich meine Kleider in den Schrank hängte, dachte ich, dass ich für diesen Mann nur ein Körper war, eine Portion Frischfleisch oder – wie er es ausgedrückt hatte: »ein exzellentes Mahl«.

Warum bin ich hier? Was tue ich hier? Das ist doch überhaupt nicht mein Weg!

Zuerst ging er ins Bad, dann ich. Eine peinliche Situation. Als ich in ein Badetuch gehüllt wieder herauskam, lag er schon auf dem Bett und sah mir glücklich und erwartungsvoll entgegen. Ich ließ das Handtuch fallen.

»Wie schön du bist!« …

Hinterher fühlte ich mich leer, benutzt und preisgegeben. Obwohl er nicht grob zu mir war und das an Zärtlichkeit aufbrachte, was er meinte, als Mann an Zärtlichkeit aufbringen zu müssen, war es für mich nicht schön gewesen. Weil sich unsere Seelen vollkommen fremd waren. Weil jede tiefere Verbindung fehlte. Sexualität ohne Liebe ist eine Form ohne Inhalt.

Wir lagen noch beieinander, als er mit sensationsglitzernden Augen fragte, ob ich es schon einmal mit zwei Männern gleichzeitig getan habe.

Nach einer solchen Erfahrung würde ich mir wahrscheinlich die Pulsadern aufschneiden, für jeden Mann an jedem Handgelenk eine. »Nein«, entgegnete ich, »und ich habe auch kein Verlangen danach.«

Ich hatte ihm dummerweise erzählt, dass ich mal eine Liebesbeziehung mit einer Frau hatte und jetzt wollte er wissen, wie ich es ihr damals »besorgt« habe.

Aber hier schnitt ich ihm das Wort ab. Meine Liebe zu dieser Frau war mir zu heilig, um von diesem Phallokraten und Schlüsselloch-Gucker in den Dreck gestampft zu werden.

Mein Chef sprach gern über Anzügliches; diese Themen heizten seine Fantasie an, die man sicher schon als pervers bezeichnen konnte. Es gehörte zu seinen sadistischen Vorlieben, bei Themen, über die ich nicht reden wollte, besonders vehement nachzubohren. Aber während dieser Reise zeigte er noch ein halbwegs menschliches Gesicht.

Wir sprachen natürlich auch über anderes. Auf unseren langen Spaziergängen erzählte er mir am liebsten von sich und was für eine Art Mensch er sei.

Er war ein Genießer und Hedonist, ein Mensch der Aktion und nicht der Kontemplation. Bücher las er keine, dafür aber die Börsenberichte und jede Menge Fachzeitschriften. Ihn interessierte das Diesseits, nicht das Jenseits. Er war ein Mensch mit tiefem Schlaf und gesundem Stuhlgang, der hart und bis zum Umfallen arbeiten und mit der gleichen Intensität »einen draufmachen« konnte. Er verdiente viel Geld und gab dieses Geld genauso leicht wieder aus. Er liebte seinen Sport, sinnliche Genüsse und weite Reisen.

»Bleib bei mir«, sagte er, »dann hast du ein schönes Leben.«

Vom materiellen Gesichtspunkt aus betrachtet, hätte ich das bei ihm gewiss. Aber was nützt es einem, wenn man die ganze Welt gewinnt und Schaden an der Seele nimmt?

Wir schauten uns auf unserer Fahrt verschiedene Städte an. Hans war stolz, als Einundfünfzigjähriger am Arm eines vierundzwanzigjährigen Ex-Fotomodells über die Boulevards zu flanieren. Er wollte mir irgendetwas Schickes kaufen, aber ich brauchte nichts, ich hatte alles. Abends führte er mich in die besten Lokale aus, essen war für ihn sehr wichtig. Er ließ Hummer und Scampi auffahren, gab dem Koch genaue Anweisungen, er brauchte fast eine Viertelstunde, um sich für den Wein zu entscheiden, der zum Essen am besten passte.

Ich lehnte mich zurück und dachte: *Genieß es doch!* Aber das ging nicht auf Befehl.

Ich fühlte mich fremd und betäubt, wenn ich mit diesem Mann durch die Landschaft fuhr. Ich versuchte mich in seine

Seelenstruktur einzuschwingen, aber es gab zwischen uns keine Verbindung. Über das, was mich bewegte, konnte ich mit diesem Menschen nicht reden, weil er völlig in seiner Objektwelt lebte. Er sah Stoff, dachte Stoff, konsumierte Stoff und schied Stoff wieder aus. Irgendwann würde der Stoff zu Staub zerfallen. Das verdrängte er, indem er noch mehr Stoff in sich hineinstopfte. Und da sein Stoff alterte – er hatte schon einundfünfzig Jahresringe und eine ziemlich feste Rinde – brauchte er jungen Stoff. Das war ich für ihn.

In den Nächten versuchte ich, meine Seele von meinem Körper zu trennen. Sie zog sich, während der Mann seine Turnübungen auf meinem Becken vollführte, in den hintersten Winkel zurück, rollte sich zusammen wie ein Embryo, wollte sich schützen und trug trotzdem ihre Verletzung davon.

♦ ♦ ♦

Wenige Tage nach meiner Rückkehr vom Bodensee stand der Termin zur Kernspintomografie in meinem Kalender. Ich fuhr wieder in die Innenstadtklinik, wo im Kellergeschoss die Radiologische Abteilung untergebracht war.

Ich musste vor der Untersuchung meinen Schmuck und alle Metallteile ablegen, dann bekam ich Kopfhörer auf die Ohren und wurde in eine tunnelartige Röhre geschoben. Ein Kontrastmittel wurde in meine Vene injiziert. Ich hörte Klopfgeräusche. Nach einer halben Stunde war die Untersuchung vorbei.

Ich hatte mit der Ärztin vereinbart, sie wenige Tage nach dieser Untersuchung anzurufen, um mich nach meinem Befund zu erkundigen. Ich tat das vom Diensttelefon aus und hatte die Frau gleich am Apparat. Ich spürte sofort, dass etwas nicht stimmte. »Ist es ein Tumor?«, fragte ich.

»Nein, ein Tumor ist es nicht. Aber …« Sie druckste herum. »Sie haben entzündliche Veränderungen im Gehirn.« Sie bat mich, noch einmal in ihre Praxis zu kommen.

Ich war an diesem Tag, nach diesem Telefonat für die Arbeit nicht mehr zu gebrauchen. Bestimmt hatte ich einen Tumor, und sie wollte mir das nur nicht am Telefon sagen. Eine Faust griff nach meinem Magen und drückte ihn langsam zusammen. Als mein Chef herein kam und fragte, ob ich Lust hätte, ihn nach Dienstschluss noch ein bisschen mit meinen Lippen zu verwöhnen, hätte ich ihm am liebsten eine Backpfeife verpasst.

◆ ◆ ◆

Und dann saß ich wieder meiner Ärztin gegenüber, die schön war wie Schneewittchen, aber diesmal lachte sie nicht wie bei meinem ersten Besuch, sie schien bedrückt zu sein.

»Sie haben eine entzündliche Erkrankung des Zentralnervensystems«, teilte sie mir mit. Inzwischen lagen ihr auch die Ergebnisse der Lumbalpunktion vor. Der Befund, meinte sie, gefalle ihr gar nicht. Ich hätte eine viel zu hohe Zellzahl in meinem Nervenwasser. Sie müsse mich zu einem Internisten überweisen, um mögliche internistische Grunderkrankungen auszuschließen.

Ich merkte, dass sie mir etwas verschwieg, ich spürte es die ganze Zeit.

Ich fragte, ob diese Erkrankung nicht auch auf seelischen Konflikten beruhen könnte, meine Sehnerv-Entzündung auf einer verschleierten Sicht der Wahrheit, aber darauf stieg sie nicht ein.

Sie tippte mit dem Stift auf die Laborbefunde. »Ihre Erkrankung hat rein organische Ursachen.«

Wie für die meisten Schulmediziner, zählten für sie nur Zahlen, Fakten, Messwerte.

♦ ♦ ♦

Ich teilte Hans mit, dass ich wegen meiner Sehnerv-Geschichte zu einem General-Check müsse, einer Art TÜV.

Da sah er mich erschrocken an. »Küken, hast du Aids? Habe ich mir bei dir etwas geholt?«

Diese Frage verletzte mich tief. Für wen hielt er mich? Jetzt bekam er plötzlich Panik, weil wir am Bodensee ohne Kondom miteinander geschlafen hatten. Was sollte ich denn sagen? Mich enttäuschte auch, dass ihn meine gesundheitlichen Schwierigkeiten nur in Bezug auf sich selbst interessierten. Der Mann war ein Vollblut-Egoist.

»Ich habe Aids, Ebola und Tuberkulose«, entgegnete ich sarkastisch, »und obendrein noch einen hochinfektiösen Scheidenpilz.« *Dieser Blödmann!*

Seine Angst davor, sich bei mir mit Aids angesteckt zu haben, war natürlich völlig unbegründet, da man mir im Rahmen der Diagnostik inzwischen schon fast einen halben Liter Blut abgenommen und untersucht hatte. Da wäre der HIV-Virus wohl das Erste gewesen, worauf die Ärzte gestoßen wären.

Auf die Idee, mich für die Zeit meiner Untersuchungen von der Arbeit freizustellen, kam Hans nicht. Ich musste zwei Urlaubstage nehmen.

♦ ♦ ♦

So wurde ich in der zweiten Maiwoche durch die Maschinerie der Apparatemedizin geschleust. Mein Innerstes wurde nach außen gekehrt, ich wurde zur gläsernen Frau. Meine Organe wurden untersucht, analysiert, mit Normwerten verglichen. In den Monaten von März bis Mai kostete ich meine Krankenkasse bestimmt 20 000 Mark, also etwa 10 000 Euro.

Während ich auf der harten Holzbank im Flur auf meine Ultraschalluntersuchung wartete, riss ich neugierig den Umschlag von dem Arztbericht auf, den mir meine Neurologin für den Internisten mitgegeben hatte. Dort stand etwas von »Marklager-Läsionen im Kleinhirn«, einer »beginnenden Entmarkungserkrankung«, dem »deutlichen Nachweis von oligoklonalen Banden.« Das war Ärztechinesisch.

Nicht schlauer als vorher, steckte ich den Bogen in den Umschlag zurück.

Ich sollte auf Krankheiten untersucht werden, deren Namen ich nie zuvor gehört hatte: Sarkoidose, Kollagenose.

Wie ich das Kranksein hasste! Draußen schien die Sonne. Ich wollte diese lästigen Untersuchungen schnell hinter mich bringen und dann diese Klinik auf immer verlassen.

◆ ◆ ◆

Gleich zu Beginn der nächsten Woche war ich wieder in die Praxis meiner Neurologin bestellt. Die Befunde von dem Internisten lagen vor ihr auf dem Schreibtisch. Internistisch war ich kerngesund, einzig meine Milz war leicht vergrößert, aber das kam von der Entzündung im Zentralnervensystem (ZNS).

»Und was ist mit Ihrem Auge?«, fragte die Ärztin.

Mein Auge war nach wie vor unverändert trüb, so als würde ich durch ein Milchglas schauen.

Also wurden nochmals meine Gehirnströme gemessen, wurde nochmals ein VEP gemacht. Fazit: Meine Nervenbahnen leiteten die visuellen Reize nur sehr verlangsamt weiter.

Die Neurologin meinte, wenn eine Entzündung zu lange am Sehnerv wüte, so wie bei mir, dann bestehe die Gefahr, dass dieser narbig abheilt und eine bleibende Sehbeeinträchtigung zurückbleibt. Das war nun meine größte Sorge. Ich wollte noch so viele Bücher lesen und am liebsten auch selbst welche schreiben. Ich hatte vor wenigen Tagen erst einen Roman zu konzipieren begonnen. Ich brauchte meine Augen wie ein Pianist seine Hände.

Die letzte Chance für meinen Sehnerv, meinte die Ärztin, sei eine hochdosierte Kortison-Stoßtherapie, dazu müsste sie mich allerdings für drei Tage stationär in die Klinik einweisen.

Ich war zu allem bereit. Hauptsache, aus meinem Maulwurfsauge wurde wieder ein Adlerauge.

Ich durfte noch mal kurz nach Hause fahren und meine Tasche packen. Dann stand ich mit dem Einweisungsschein vor der Augenklinik, in der bereits ein Bett für mich bereitstand.

◆ ◆ ◆

Auf den Gängen schlichen bleiche Menschen mit Augenklappen wie Einäugige herum, manche schoben ein Wägelchen mit einer Infusionsflasche vor sich her. Wo war ich hier gelandet? Auf der Insel der Zyklopen?

Mir wurde ein Bett in einem Acht-Bett-Zimmer zugewiesen, in welchem die jüngste Patientin achtzehn und die älteste achtzig Jahre alt war. Die erste Nacht war furchtbar. Ich hatte vergessen, mir Ohropax zu besorgen und konnte vor lauter Schnarchtönen keine Viertelstunde lang am Stück schlafen.

In dem Bett neben mir lag eine junge Frau, die durch eine Hefepilz-Infektion auf einem Auge bereits vollständig erblindet war. Sollte mir dasselbe Schicksal widerfahren? Ich hatte Angst.

Die Ärzte waren gestresst, die Schwestern überfordert. Niemand erklärte mir etwas. Auf meine Frage, wie groß die Chance sei, dass eine Optikusneuritis ohne bleibende Sehminderung abheilt, entgegnete der Stationsarzt: »Das klären Sie mit Ihrer Neurologin.« Dann sagte er noch, er sei für diesen Fachbereich nicht zuständig.

Morgens nach dem Frühstück hatte ich mich im Arztzimmer einzufinden, wo mir 1 000 Milligramm Kortison in die Vene gespritzt wurden. Nach diesen Spritzen war ich dann ganz hibbelig und aufgedreht und tigerte mit meinem Walkman auf den Ohren unermüdlich durch die Klinikflure. Um halb zwölf gab es ein undefinierbares Mittagessen. Nachmittags setzte ich mich mit der jungen Frau aus dem Nachbarbett in den Klinikpark, wo sie mir in allen Details ihre Krankengeschichte erzählte. »Das Augenlicht«, sagte sie immer wieder, »ist das Wichtigste. Lieber würde ich ein Bein verlieren.«

Am Tag nach meiner dritten Injektion wurde ich entlassen. Ich sah trotz der Spritzen kein bisschen schärfer. Der Arzt wollte mich noch für mindestens drei Wochen krankschreiben, aber da wäre Hans wohl sauer geworden.

Ich drückte den Rücken durch und ging noch in derselben Woche wieder zur Arbeit.

Wenn es für Blödheit Medaillen gäbe, dann wäre ich im Sommer 1994 vielleicht sogar Weltmeisterin geworden.

◆ ◆ ◆

Die Monate Juni und Juli waren ein einziger Albtraum. Ich musste das Kortison noch weiter in Tablettenform einnehmen, in absteigender Dosis, ganze drei Wochen lang. Durch die aufputschende Wirkung konnte ich nicht schlafen und grübelte Nacht für Nacht vor mich hin. Völlig übermüdet schleppte ich mich am nächsten Morgen zur Arbeit. Ich freute mich auf gar nichts mehr, ich hatte mich irgendwie ganz tief im Dunkeln verrannt.

Wenn ich am Nachmittag in meine schützende Behausung zurückkehrte, stopfte ich mir als Erstes Ohropax in die Ohren, weil ich den Verkehrslärm vor meinem Fenster nicht mehr ertrug. Jedes hupende Auto, jeder vorbeidonnernde Lastwagen ließ mich zusammenfahren und erzeugte in mir fast das Aufsteigen einer Übelkeit. Ich brauchte dringend eine ruhigere Wohnung, aber ich hatte in diesem Sommer nicht die Kraft für einen Umzug.

Ich ging trotz des schönen Wetters auch nicht zum Baden, weil ich die Sonne immer weniger vertrug. Erst in den Abendstunden, wenn die Hitze endlich nachließ, fuhr ich mit meinem Fahrrad in ein nahe gelegenes Waldstück. Ich ging ein paar Schritte barfuß und setzte mich auf einen moosbewachsenen Baumstumpf. In der Natur fand ich Ruhe und Trost.

Meine Sehkraft besserte sich nicht. Der Kortisonhammer hatte, außer einem aufgedunsenen Gesicht, nichts bewirkt.

Von der Schulmedizin enttäuscht, suchte ich einen Homöopathen auf. Er schrieb mir gegen die Sehnerv-Entzündung ein Mittel auf, welches die Krankenkasse nicht bezahlte. Dieses Mittel hieß *nervus opticus comp.* Ich träufelte mir morgens und abends eine halbe Ampulle davon in den Bindehautsack – völlig ohne Wirkung.

Ich hatte Angst, durch Überanstrengung mein anderes, gesundes Auge auch noch zu schädigen, und getraute mich nicht mehr zu lesen. So lieh ich mir in der Stadtbücherei Hörspielkassetten aus und hörte diese abends vor dem Einschlafen. Wenn ich einen Blinden auf der Straße sah, mit seinem weißen Stock und der gelben Armbinde, krampfte sich vor Angst mein Herz zusammen.

Eine Freundin, der ich von meinen Sehproblemen erzählte, sah mich aufmerksam an. »Sylvia, was willst du denn in deinem Leben nicht sehen?«

Das war eine gute Frage, das war die Kernfrage überhaupt. Was ich in meinem Leben nicht sehen wollte? Ich hatte mich mit meinem Chef eingelassen, einem Mann, der mir nicht gut tat. Und das, obwohl ich doch überhaupt keine Anziehung zum anderen Geschlecht verspürte. Ich hatte mich schon mit elf Jahren unsterblich in meine Sportlehrerin verliebt und sieben Jahre später, mit achtzehn, mein Coming-out mit einer älteren Kollegin erlebt. Ich wollte das eine und lebte das andere. Dieser Konflikt hatte mein Sehorgan getrübt und mein Adlerauge zu einer Maulwurfsglotze gemacht.

Das Verhältnis mit meinem Chef wurde immer unerträglicher; er ließ mir keine Ruhe mehr. Jeden zweiten bis dritten Tag kreuzte er an meinem Arbeitsplatz auf und nötigte mich mit Engelszungen zu sexuellen Handlungen. Er sagte dann: »Der Wolf ist hungrig und aggressiv, du musst ihn entschärfen.« Oder: »Tu dem Wolf etwas Gutes, Küken, er braucht's.«

Ich fertigte ihn dann schnell mit der Hand ab, nur um wieder zwei bis drei Tage meine Ruhe vor ihm zu haben. Mit jeder Wohltat, die ich ihm erwies, verriet ich mich selbst und verlor ein weiteres Stück meiner Selbstachtung. Ich hatte mein Gespür für mich selbst, für das, was mir förderlich war und was mich krank machte, verloren. Ich dachte in diesem Sommer mit einer vorschattenden Hellsichtigkeit: *Wenn ich weiter gegen mein inneres Gesetz verstoße, werde ich auf dem anderen Auge auch noch blind.*

Manchmal lauerte Hans mir nach Dienstschluss bei meinem Fahrrad auf und überredete mich dazu, noch schnell »auf einen Sprung« mit in sein Büro zu kommen. Noch heute erinnere ich mich mit Abscheu an den Geruch des Veloursteppichs.

Hans konnte kraft seines starken Willens die Menschen beeinflussen und manipulieren. Er schaffte es immer wieder, dass ich wie eine ferngesteuerte Marionette Dinge tat, die ich nicht tun wollte und für die ich mich hinterher vor mir selbst schämte. Er spürte meine Schwäche und Unsicherheit und nutzte sie aus.

Ich schaffte es nicht, meinen Willen gegen ihn durchzusetzen, und nach den wenigen Malen, die es mir gelungen war, ließ er mich das spüren, und das Betriebsklima wurde mies. Wie sehr ich es bereute, mich mit diesem Mann eingelassen zu haben! Wenn er nicht mein Chef gewesen wäre, ich hätte ihn mit einem Fußtritt aus meinem Leben hinausbefördert.

Aber dieser Mann war mein Vorgesetzter, und ein Fußtritt hätte mich meinen Arbeitsplatz gekostet. Ich befand mich in einem Abhängigkeitsverhältnis, das Hans genoss. Er sagte zu mir: »Du findest keine andere Anstellung mehr. Du hast nur deinen schönen Körper und sonst nichts zu bieten.« Außerdem hätte ich einen verkrachten Lebenslauf und sei fachlich völlig unqualifiziert, das wäre ihm beim Sichten meiner Bewerbungsunterlagen sofort klar gewesen. Dass er mich dennoch unter der Vielzahl von Bewerbern herausgepickt hatte, hätte ich einzig meinem Sexappeal zu verdanken. Jetzt sei es an mir, meine Schulden bei ihm abzuzahlen.

Es ist nicht so, dass ich keinen anderen Job mehr gefunden hätte. Aber dieser Job bot eine Menge Vorteile: attraktive Arbeitszeiten, soziale Sicherheit, einen kurzen Weg zur Arbeit. Ich wollte das nicht einfach so in den Sand setzen.

An mein Arbeitsverhältnis war auch meine billige Dienstwohnung gekoppelt, mit einer Warmmiete von damals 200 Mark. Der größte Vorteil dieser Dienstwohnung war, dass mein Chef mich dort nicht behelligen konnte, weil hinter den anderen Türen überall Kollegen wohnten. Die Geheimhaltung unserer Affäre war ihm ein Hauptanliegen. Der Mann hatte als Personalchef und Oberinspektor einer Finanzbehörde viel zu verlieren.

Hans war sehr dominant, er schätzte weder Kritik noch Widerspruch. Wenn ich ihm über ein paar Problembereiche seines Charakters meine Meinung sagte, konnte er unsachlich und sogar regelrecht fies werden. Er warf mir dann meine intellektuelle Unterlegenheit vor und meine geringe Lebenserfahrung. Ich war für ihn ein »Schlüpfer-Model aus der Ex-DDR«.

Er betonte zwar immer wieder, dass unser privates Verhältnis mit unserem Dienstverhältnis nichts zu tun hätte, aber das war nur ein Lippenbekenntnis. Einmal hatte ich ihn mit einer unbedachten Bemerkung versehentlich in seiner Mannesehre gekränkt, woraufhin er mir meine ganzen Überstunden strich. Er wollte mir mit diesem Akt demonstrieren, wer in unserer Beziehung am längeren Hebel saß.

Natürlich hätte ich ihn wegen Amtsmissbrauchs anschwärzen können. Es gab in unserer Firma auch einen Personalrat, der sich solcher Fälle annahm. Aber würde man mir Glauben schenken? Mein Chef war ein kluger Stratege, er hatte mir nie irgendwelche Briefe geschrieben oder Schriftstücke von sich in die Hände gegeben. Es gab kein Beweismaterial. Er war auch kein Mann, der sich in die Enge treiben ließ. Ich hatte in den vier Monaten, welche ich ihn jetzt näher kannte, Einblick in seinen Charakter gewonnen. Er würde seine Haut zu verteidigen wissen, mit Ellenbogen und Widdergehörn. Er würde mich fertig machen.

Ich habe den Schritt einer Denunziation nie erwogen. Habe ich den Mann mit meinem koketten Lächeln damals nicht selbst herausgefordert? Er hatte mich auch nicht gezwungen, mit ihm an den Bodensee zu fahren. Meine Misere war selbstverschuldet. Ich hatte die Geister gerufen und wurde sie jetzt nicht mehr los.

◆ ◆ ◆

Die einzige Freude in diesem alptraumhaften Sommer war der Roman, den ich zu schreiben begonnen hatte. Wenn ich schrieb, vergaß ich meine Sorgen. Ich vergaß Raum und Zeit und tauchte in eine andere Welt ein.

Mein Erstlingsroman hieß »Wie weit ist Eden?« Er handelt von einem jungen Mädchen, das auf die schiefe Bahn gerät und sich am Ende des Buches aus Ausweglosigkeit und Liebeskummer den Goldenen Schuss setzt. Ich schrieb diese Geschichte völlig naiv herunter, mit Rolex tragenden Drogendealern und allen gängigen Klischees. Kein Verlag wollte dieses Manuskript später haben, es liegt noch heute in meiner Schublade.

Ich machte einen weiteren großen Fehler, als ich Hans ein paar Auszüge aus meinem Roman zu lesen gab. Von nun an lebte er in der festen Überzeugung, ich hätte früher selbst

Drogen genommen und wäre als Heroinsüchtige auf den Strich gegangen. Er war von dieser fixen Idee nicht mehr abzubringen. Dass ich mir die Story mittels meiner Fantasie ausgedacht hatte, überstieg seine Vorstellungskraft. Der Mann besaß zwar einen hohen Intelligenzquotienten und kannte jeden Paragraphen, aber ihm mangelte es an schöpferischer Fantasie. Hysterie, Drogenkonsum, Prostitution – es gab nichts, was dieser Mann fortan nicht verwendete, um mich niederzumachen. Und wenn er mich genügend am Boden hatte, tauchte er als mein Retter und väterlicher Freund auf, der es doch nur gut mit mir meint. Es war immer der gleiche Mechanismus.

Ich weiß nicht, ob es gespielt war oder echt, aber meine rätselhafte Nervenkrankheit machte ihm Sorgen. Er setzte mir laufend zu, ich solle mir einen »gescheiten Arzt« suchen, der meinen linken »Sehapparat« wieder auf Vordermann bringt. Er empfahl mir einen sehr guten Neurologen in Großhadern, der nur Privatpatienten nahm und bot mir an, eine Konsultation bei dieser Koryphäe zu bezahlen.

»Ich brauche keinen Arzt«, sagte ich matt, »weil ich weiß, warum ich krank geworden bin. Ich hätte mich mit dir nicht einlassen dürfen. Wenn du mir wirklich helfen willst, Hans, dann lass mich in Ruhe.«

Aber den Gefallen tat er mir nicht. Ich war sein Frischzellen-Elixier, seine Droge; er brauchte mich, »wie ein Fixer einen Schuss Heroin«– wie er es selbst formulierte. Er sei mir hörig, sagte er, als alter Knacker mir jungen Lolita verfallen mit Haut und Haar.

Dieser erfolgreiche Manager und von den Kollegen so gefürchtete Mann kam zu mir und bettelte um Sex wie ein Kind an der Supermarktkasse um ein Überraschungsei.

»Küken, sei doch nicht so! Dir tut's nicht weh und mir tut's gut.«

Zum Geschlechtsverkehr ließ ich es nicht mehr kommen, dazu hätte er mich vergewaltigen müssen. Aber es gab noch andere Möglichkeiten, einen Mann sexuell zu befriedigen. Ihm reichte das.

»Sieh«, meinte er, »ich bin doch gar nicht so anspruchsvoll.«

Das war er gewiss nicht. Ich musste für ihn weder in Strapsen posieren noch eine Leder-Handschellen-Domina-Nummer aufführen. Aber mir langte es auch so. Er übersah mein angeekeltes Gesicht und die Eile, mit der ich nach jedem seiner Besuche gleich zum Waschbecken stürzte. Er bedankte sich hinterher jedes Mal überschwänglich, und alle Angestellten – einschließlich ich – hatten unter seiner Fuchtel für die nächsten zwei bis drei Tage ein schönes Arbeiten.

Er hätte mich gern etwas anschmiegsamer und pflegeleichter gehabt, aber mein Widerstand reizte ihn auch. Der Mann war es gewohnt, sich von seinem Geld alles kaufen zu können, was er wollte. Dinge, die sich seinem Willen entzogen, steigerten seinen Erwerbstrieb noch um ein Mehrfaches.

Er vertraute mir an, dass er manchmal in ein Bordell gehe und sprach freizügig von seinem guten Verhältnis dort zu den Nutten. Er bot mir auch an, mich für meine »Dienste« zu bezahlen, denn das, so sagte er, sei es ihm wert.

Es war die entwürdigendste Zeit meines Lebens. Alles in mir rebellierte gegen diese Beziehung.

Ich hatte schon zu diesem Zeitpunkt Multiple Sklerose, nur wusste ich es noch nicht. Meine Neurologin hatte mir die

Diagnose verschwiegen. Vielleicht wollte sie mich mit der Wahrheit nicht belasten. Die Multiple Sklerose ist eine Autoaggressionskrankheit, bei der das Immunsystem irrtümlich eigene Körperzellen zerstört. Anstatt meine Immunabwehr gegen meinen Chef zu mobilisieren, griffen meine fehlgesteuerten Antikörper den eigenen Sehnerv an.

Hans wollte mir immerzu irgendetwas schenken. Vielleicht wollte er damit seine Schuldgefühle, sofern welche vorhanden waren, kompensieren. Er sah mein altes, klappriges Fahrrad und wollte mir ein neues kaufen. Aber ich brauchte kein neues Fahrrad, das alte fuhr ja noch. Er sah, dass ich gern Silberschmuck trug und sprach von einem Juwelier auf der Maximilianstraße, wo lauter edle Stücke im Schaufenster lägen, die mir verdammt gut zu Gesicht stehen würden.

»Ich habe genug Schmuck, Hans.«

»Du bist zu bescheiden«, meinte er. »Eine Frau von deiner Klasse kann mehr verlangen.«

Was sollte ich denn verlangen? Alles, was ich von diesem Mann begehrte, war meine Ruhe, sonst nichts. Er betonte immer wieder, dass ein Mann wie er »kein Schaden« für mich sei, ich könne mir wünschen, was ich wolle. Das mit dem »kein Schaden« war aber wohl ein Witz, denn ich hatte fünfzig Prozent meiner Sehkraft verloren. Das war Körperschaden in seiner ärgsten Form.

Hans und ich sprachen verschiedene Sprachen. Er sah in mir einen Körper, den es zu besitzen und zu erobern galt. Ich sah immerzu meinen verfehlten Weg, meinen Selbstverrat. Meine Gedanken und meine inneren Beweggründe interessierten ihn nicht. Es gab für ihn keine Seele, es zählten nur Dinge und Objekte.

Das offenbarte sich auch in seiner Sprache. Er sprach von sich, wie von anderen, stets in der dritten Person. Er sagte nicht: »Ich will deine Brüste spüren.« Er sagte: »Der Wolf hat Appetit auf Kükenfleisch.«

Er redete mir zwar gern ein, dass ich einen »Riss in der Waffel« hätte, ich bin aber der Meinung, dass er selbst einen Psychiater brauchte und seinen Wahnsinn nur auf mich projizierte.

Einmal machte er mir allerdings ein Geschenk, über welches ich mich wirklich freute. Es war eine CD von Purple Schulz mit dem Lied »Sehnsucht«. Wir hatten dieses Stück einmal bei einer Fahrt ins Blaue in seinem Autoradio gehört, und ich hatte beim Hören dieses Liedes einen Weinkrampf bekommen. Er setzte alle Hebel in Bewegung, um herauszufinden, wer der Sänger ist. Nachdem ihm das gelungen war, hatte er eine CD gekauft, diese hübsch verpackt und mir auf den Schreibtisch gelegt. Das fand ich rührend. Da dachte ich: Der Mann ist nicht nur ein Teufel. Er ist, wie wir alle wohl, gescheckt – schwarz *und* weiß.

Diese CD lief bei mir seitdem täglich.

Regen fällt
kalter Wind
Himmel grau
Frau schlägt Kind
Keine Nerven und so allein
das Paradies kann das nicht sein …

Wenn ich in der richtigen Weltschmerzstimmung war, setzte ich mich hin und schrieb seitenlange Briefe an die Frau, mit der ich ein Jahr zuvor eine Beziehung gehabt hatte. Ich schrieb ihr von meiner Sehnsucht und Einsamkeit. Ich schrieb ihr, dass ich im Frühling krank geworden sei und einen großen Fehler begangen habe. Ich schrieb ihr, dass ich noch immer von ihr und einem Leben mit ihr in Ehrlichkeit träume.

Von ihr ist nie eine Antwort gekommen.

◆ ◆ ◆

Der große Lichtblick im Sommer 1994 war der August. Denn in diesem Monat flog Hans mit seiner Ehefrau für drei Wochen nach Südfrankreich.

»Ein reiner Sporturlaub«, beteuerte er, »in getrennten Zimmern und Betten.«

Am Tag seiner Abreise war mir, als würde ein Bleigewicht von meiner Seele fallen.

Meine Nerven beruhigten sich, ich konnte nachts wieder besser schlafen. Ich hatte morgens nicht mehr diese Magenschmerzen, wenn ich zur Arbeit ging. Ich war viel entspannter. Ich lauschte nicht mehr ständig auf den Flur, ob sich dort sein Schritt meiner Tür nähert. Ich sammelte neue Kraft, und erstmals kam es mir so vor, als würde sich der Nebel vor meinem linken Auge etwas lichten. Die Entdeckung machte mich glücklich.

Ich las in diesen Wochen ein wunderschönes Buch von dem Arzt Dr. Götz Blome, »Wirf ab, was dich krank macht.«[1] Seine Botschaft war so simpel, dass es mir beim Lesen immerzu wie Schuppen von den Augen fiel. In einer Zeitschrift fand ich zufällig in der gleichen Zeit einen Satz von Dr. Edward Bach, dem Begründer der Bach-Blütentherapie.

---

1 Dr. Blome, G., *Wirf ab, was dich krank macht*, Freiburg 1988.

»Krankheit ist weder Grausamkeit noch Strafe, sondern einzig und allein ein Korrektiv, ein Werkzeug, dessen sich unsere Seele bedient, um uns auf unsere Fehler hinzuweisen, um uns von noch größeren Irrtümern zurückzuhalten, um uns daran zu hindern, mehr Schaden anzurichten – und uns auf den Weg der Wahrheit und des Lichts zurückzubringen.«

Bach, Edward:Gesammelte Werke, Grafing 1988, Seite 152

Diese Zeilen kopierte ich viele Male und hängte sie mir überall in meiner Wohnung an gut sichtbaren Stellen auf. Es ging mir so gut wie lange nicht mehr. Meine Seele atmete durch, atmete ganz tief ein und aus.

In seiner letzten Urlaubswoche rief mich Hans aus Südfrankreich an und wollte wissen, ob ich mich auf die Rückkehr des Wolfes freue. Ich habe nach diesem Telefonat Durchfall bekommen.

Es sterben so viele Chefs am Herzinfarkt – warum nicht auch er?, fragte ich mich. *Kann ihm bei einer seiner extremen Mountainbike-Touren unter Frankreichs glühender Mittagssonne nicht eine Arterie im Kopf platzen?* Meine Hilflosigkeit muss damals groß gewesen sein.

◆ ◆ ◆

Aber Hans starb natürlich nicht an einem Herzinfarkt, und es platzte ihm auch keine Arterie. In der zweiten Septemberwoche stand der schwarze Mercedes des Chefs wieder auf dem Stellplatz. Ich hörte seinen dynamischen Schritt zur gewohnten Stunde auf der Treppe.

»Hallo Küken!«

Er stand vor mir, mit seinen durchtrainierten Muskeln und seinem gewinnenden Lächeln, braun gebrannt und erholt. Ich sah die Lebenslust in seinen Augen, dieses liebeshungrige Glitzern. Er sah nicht aus wie einundfünfzig, eher wie einundvierzig.

»Du hast mir gefehlt, Kleines.«

Er griff zielstrebig nach meinen Brüsten, aber ich entwand mich seiner Hand.

»Damit ist Schluss, Hans. Ich mag nicht mehr.«

»Hast du einen anderen?«

»Ich lasse mich nie wieder mit einem Mann ein. Du hast mir den Rest gegeben.«

»Kein netter Empfang für einen Heimgekehrten. Du hast bestimmt deine Tage … ach, Küken!« Er zerwuschelte mir das Haar, dann verschwand er.

◆ ◆ ◆

Natürlich kam er wieder, schon am nächsten Tag. Er brachte Fotos von seinem Urlaub mit, zeigte mir die Orte und die Hotels, wo er gewesen war. »Ich habe mir die ganze Zeit vorgestellt, wie schön es wäre, mit dir hier zu sein. Im nächsten Frühling fliegen wir in die Provence, nur wir zwei«, sagte er.

»Ich mache mit dir keine Reise mehr.«

Er überging meinen Einwand. »Bist du schon mal in Venedig gewesen? Venedig im November muss sehr romantisch sein.«

»Venedig ist mir im November zu kalt.«

»Dann im Frühjahr.«

»Auch nicht im Frühjahr.« Ich sah ihn müde an. »Mit uns ist Schluss, Hans. Kapier das doch!«

Er erhöhte den Einsatz, wechselte den Kontinent. »Nächstes Jahr zeige ich dir Amerika. Von der Ostküste bis zur Westküste. Ich miete uns ein Wohnmobil. Was sagst du?«

»Nein.«

Sein eben noch freundlich werbender Ton wurde mit einem Mal frostig und schneidend.

»Du bist so dumm. Was ich dir alles bieten kann ... Andere Frauen würden sich alle zehn Finger und Zehen danach abschlecken.«

Ich empfahl ihm, sich schleunigst per Kontaktanzeige oder Internet auf die Suche nach so einer sich Finger und Zehen abschleckenden Frau zu begeben, worauf er sichtlich frustriert mein Zimmer verließ.

◆ ◆ ◆

Hans versuchte es immer wieder. Ein Mann wie er gab nicht so schnell auf. Er umgarnte mich mit Komplimenten, sprach von der großen Sehnsucht, welche er im Urlaub nach mir verspürt hatte. Ich ließ ihn reden, merkte, wie seine Augen wieder versuchten, mich zu bannen, zu beeinflussen. Ich ließ mich nicht mehr hypnotisieren. Ich wollte stark bleiben. Wenn ich einmal nachgab, ging das Drama nur wieder von vorn los.

»Küken, du fremdelst ja.«

Er griff mir in den Ausschnitt, ich wehrte seine Hand ab wie ein lästiges Insekt. »Lass das!«

»Der Wolf hat Hunger.«

Ich riet ihm, eine Telefonsex-Hotline zu wählen oder ein Etablissement aufzusuchen, dort würde sein Hunger sicher in null Komma nichts gestillt werden. Aber das wollte er nicht.

»Der Wolf hat Hunger auf junges Kükenfleisch.«

Er ließ seine Augen gierig über meinen Körper wandern, und ich beneidete fast die Frauen mit Hasenscharte und Witwenbuckel, die von ihren Chefs nicht so bedrängt wurden.

Ein einziges Mal noch kippte ich um. Hans hatte mich verbal so lange attackiert, dass ich mürbe gemacht und erschöpft, mit der Hand seinen mir dargereichten Penis ergriff und diesen so mechanisch bearbeitete, wie eine Schuhbürste einen schlammverkrusteten Stiefel.

Hinterher zerfleischte ich mich vor Ekel und Selbsthass. »Das war das letzte Mal!«, fauchte ich mein Spiegelbild über dem Waschbecken an. Warum erfüllte ich die Erwartungen dieses perversen Mannes? Ich wusste, dass er jetzt in seinem ledergepolsterten Chefsessel saß und über seinen Sieg triumphierte.

♦ ♦ ♦

Bei diesem einen Rückfall blieb es. Von nun an wies ich ihn konsequent ab. Ein jeder seiner Besuche bedeutete für meine Nerven eine Zerreißprobe, meine Hände zitterten, sobald ich seine Schritte auf der Treppe hörte. Aber ich blieb standhaft.

Es war kein schönes Arbeiten für uns alle in diesen Wochen, unter der Fuchtel eines sexuell unbefriedigten Chefs. Ich hatte einen Sommer lang eine Katalysator-Funktion in unserer Firma erfüllt. Aber kein Kollege bedankte sich dafür bei mir oder überreichte mir einen Blumenstrauß. Weil niemand von meinem schmutzigen Geheimnis wusste.

Ich erschien nur noch in hochgeschlossenen Pullovern und neutralen Jeans zur Arbeit, um meinen Chef mit meinem Anblick nicht zu provozieren. Ich hoffte, dass er irgendwann das

Interesse an mir verlieren und sich einem willigeren Opfer zuwenden würde.

Aber der Mann war wie eine Klette. Er kam jeden Tag, lockte, bettelte, schüchterte mich ein. Er versuchte mich mit schönen Worten zu ködern und kritisierte im nächsten Moment meine Arbeitsleistung. Komplimente wechselten mit Beleidigungen, Schwitzbäder mit kalten Kneipp-Güssen.

»Lass uns heute Mittag zusammen essen, Küken.«

»Wozu? Es gibt nichts Privates mehr zu bereden. Wenn du mich rausschmeißen willst, dann lass dich nicht abhalten.«

Ich hatte plötzlich Kraft zu klaren Sätzen, mein Selbsterhaltungstrieb regte sich. Es war ihm in dem halben Jahr nicht gelungen, meine Selbstachtung und meinen Mut zu zerbrechen.

»Ich will dir die Wahrheit sagen: Du tust mir nicht gut. In der Nacht nach unserer ersten Verabredung musste ich mich übergeben, und eine Woche später war ich auf einem Auge mit Blindheit geschlagen.«

»Deine blöden Mystifizierungen immer. Konfuses Geschwätz!«

»Mein Körper ist nicht blöd. Er spricht eine ganz deutliche Sprache. Ich möchte wieder gesund werden, Hans.«

»Und das kannst du wohl nicht, wenn du mir einen bläst?«

Reg dich nicht auf, flüsterte meine innere Stimme, *der Mann ist krank.*

Er sah mich an wie ein Streifenpolizist eine Straßendirne. »Du hast wieder Drogen genommen.«

Da begriff ich, dass es keinen Sinn hatte, mit ihm zu diskutieren. Er wollte sich auf mich als Gesprächspartner ja gar nicht einlassen. Ich hatte zwei Brüste, eine Hand, einen Mund, das reichte ihm.

»Wenn ich etwas bereue, dann den Tag, an dem ich zum ersten Mal in dein Auto gestiegen bin.«

◆ ◆ ◆

Ich stellte mich in der folgenden Zeit darauf ein, meinen Job zu verlieren. Und wenn schon! Ich hatte nur mich selbst zu erhalten und keine Familie zu ernähren. Würde der Verlust meines Arbeitsplatzes nicht eine Erlösung sein?

Hans versuchte sein Glück immer wieder, mal auf die sanfte, mal auf die weniger sanfte Tour. Das demütigendste Angebot unterbreitete er mir an einem Donnerstag. Er öffnete seine Brieftasche, zog einen druckfrischen Tausendmarkschein heraus und sagte, der gehöre mir, wenn ich ihm noch einmal mit meiner flinken Hand eine Wohltat erweise. » Es dauert doch nur fünf Minuten.«

Ich sah auf den Mann, sah auf den Schein, dann drehte ich mich um und setzte seelenruhig meine Arbeit fort. »Verschwinde!«

Er stand noch eine ganze Weile da und hypnotisierte mich mit Blicken. Dann klappte er seine Brieftasche wieder auf, steckte den Schein zurück und verließ ohne ein weiteres Wort den Raum. Er stampfte wie ein verwundeter Stier zurück in sein Büro, mit einem Gesicht, das allen Mitarbeitern, die ihn unterwegs trafen, den Angstschweiß die Rücken herunterrinnen ließ.

◆ ◆ ◆

Im Oktober 1994 lernte ich in einer Szene-Kneipe eine Frau kennen, mit der ich eine kurze Affäre hatte. Eine beglückende Beziehung wurde nicht daraus. Es stellte sich raus, dass Marianne Alkoholikerin und tablettenabhängig war. Doch mit dieser Frau im Rückhalt schaffte ich es, Hans endgültig den Stuhl vor die Tür zu setzen; ich führte das *Sie* wieder ein. Meinen Arbeitsplatz verlor ich deshalb nicht.

Zwei Jahre später starb Hans bei einem Verkehrsunfall.

TEIL 2

DIE DIAGNOSE –
UND EIN NEUER WEG

In den folgenden vier Jahren sammelte ich meine Erfahrungen mit Frauen. Jede Freitag- und jede Samstagnacht zog ich durch die Bars und Kneipen der lesbischen Subkultur. Ich lernte dort jede Menge Frauen kennen. 1995 verlor ich mein Herz an eine weibliche Zuhälterin, 1996 an eine lesbische Domina aus der Sado-Maso-Szene, 1997 an eine bisexuelle Ex-Gattin eines Münchner Millionärs. Ich interessierte mich anscheinend nur für exotische oder unerreichbare Frauen. Wenn ein alter Stern verblasste, tauchte meist noch im selben Monat ein neuer Stern an meinem Liebeshimmel auf. Ich liebte munter drauflos.

Doch so sehr, wie ich jene erste Frau geliebt hatte, die mich 1993 initiiert hatte, habe ich nie wieder eine Frau geliebt. Auch bei dem prickelndsten Orgasmus war immer eine Spur Distanz dabei.

Diese unstete Zeit war auch meine lebendigste und schöpferischste. Ich habe in den Jahren von 1995 bis 1998 insgesamt drei Romane geschrieben. Jede Verliebtheit war wie ein Motor und floss als Energie aufs Papier. Mein Leben war in jeder Minute ausgefüllt. Ich dachte nicht mehr an die Krankheit. Ich hatte so viel zu tun. Ich war zwar immerzu erschöpft, steckte das aber noch locker weg.

In mancher Nacht bekam ich weniger als fünf Stunden Schlaf – denn wenn mich die Muse küsste, setzte ich mich morgens um drei an die Schreibmaschine und schrieb bis Sonnenaufgang. Obwohl ich jede Menge Stress hatte, mich nicht selten mit Liebeskummer quälte, mein Mittagessen häufig nur aus einer hastig hinuntergeschlungenen Tiefkühlpizza bestand, ließ mich meine Gesundheit in diesen Jahren nicht im Stich.

Im November 1995 tat ich etwas sehr Riskantes. Ich ließ mich auf Rat meiner wohlmeinenden Mutter von meinem Hausarzt an einem Tag gegen Tetanus, Diphtherie und Poliomyelitis impfen. Kurz darauf brach mein Immunsystem zusammen. Ich bekam eine saftige Grippe. Meine Abwehrkräfte kämpften drei Wochen lang auf Hochtouren, sämtliche Gesundheitssoldaten müssen damals in voller Truppenzahl aufmarschiert sein, doch ich bekam keinen MS-Schub!

Ich lebte meine Wahrheit, ging meinen Weg und die Multiple Sklerose – dieser geheimnisvolle Feind in meinem Inneren – gab Ruhe.

Im April 1998 machte mein Stammlokal, das *Michele* auf der Reichenbachstraße, zu. Das war für alle Gäste ein harter Schlag. Wo sollte *frau* jetzt hingehen, um eine andere Frau kennen zu lernen? Kontaktanzeigen hatte ich schon ausprobiert, es hatten sich aber nur allerlei abgestürzte Existenzen gemeldet. Von denen kam keine in Betracht.

Da lernte ich auf einem Frauenfest in der Walpurgisnacht eine ältere, gutsituierte Geschäftsfrau kennen, welche zwar nicht gerade durch Witz brillierte, deren Tüchtigkeit und materieller Erfolg mich aber damals zunächst beeindruckte. Sie hieß Regina und lud mich schon bald ein, ein Wochenende mit ihr in ihrem Landhaus zu verbringen, denn ich hatte ihr in der Mainacht offenbart, dass die Natur mir alles, wirklich alles bedeute.

♦ ♦ ♦

Sie lebte in einem alten Haus am Ammersee, inmitten von Feldern und Obstbaumwiesen. Es war das Paradies überhaupt. Sie besaß einen Hund und drei Katzen. Jeden Freitagabend packte ich fortan meine Tasche und fuhr zu ihr hinaus.

Regina war schon fast sechzig und durch das Leben und viele Enttäuschungen mit Frauen verbittert bis unter die Jochbögen. Sie sagte, dass sie sich gefühlsmäßig auf nichts mehr einließe, aber meine Nähe täte ihr gut, ich brächte die Jugend in ihr versteinertes Leben zurück.

Ich war nun jedes Wochenende bei ihr, langweilte mich jedoch schon bald zu Tode, weil sie so inspirierend war wie eine Schlaftablette. Ihr fehlte jegliche Flexibilität und Leichtigkeit. Eine erdhafte Schwere haftete ihr an. Leidenschaft kam in diese leidenschaftslose Frau nur beim Essen. Mit gierig vorgeschobener Unterlippe und dicht über den Teller gebeugtem Kopf schaufelte sie Nahrungsbomben in sich hinein. Regina wog nicht umsonst an die zwei Zentner.

Meine Seele badete einen Sommer lang in einem lauwarmen Tümpel. Wir führten Gespräche über Leberwurst und Rasenmähen und was die Müllbeutel bei Aldi kosten. Ein Abend vor dem Fernseher war für Regina das höchste Glück. Wenn dazu noch eine Flasche Bier und etwas zum Knabbern in Reichweite standen, war ihr Himmelreich vollkommen.

Ich hörte in diesem Sommer oft die Worte »sparen«, »Sicherheit«, »Logik«, »Vernunft«. Schon morgens beim Frühstück klagte sie, dass die Marmelade um neun Pfennig teurer geworden sei. Wie viele reiche Menschen, lebte sie nach dem Motto »Haben kommt von Behalten«. Die Angst um ihren Besitz – sei es durch Aktienschwankungen, sei es durch Inflation – ließ sie manche Nacht nicht schlafen.

Jeder Satz, den sie sprach, war ein Narkotikum für mich. Schließlich war ich auch viel jünger als sie. Ich sehnte mich so sehr nach einer kleinen Prise Verrücktheit, doch Regina war voraussagbar wie eine Atomuhr.

Dafür wohnte sie im Paradies. Wer weiß, vielleicht hätte ich ihre stumpfe Anwesenheit als lästige Beigabe in Kauf genommen, wenn sie nicht ständig an mir herumgezerrt hätte.

Ich durfte, wenn ich zu ihr kam, meine schwarzen Sachen nicht tragen, weil sie fand, dass ich herumlief wie zu meiner eigenen Beerdigung. Und ich fand, dass sie mit ihren fast sechzig Jahren in ihren bunten Wühltischblusen aussah wie ein Kanarienvogel. Ich durfte am einsamen Seeufer ihres Grundstückes nicht oben ohne baden, weil das unschicklich sei. Wahrscheinlich dachte sie, die Karpfen im See könnten einen Herzschlag kriegen! Sie verbot mir, in der prallen Mittagssonne im Garten meinen breitkrempigen Sonnenhut aufzusetzen, weil ihr mein Aufzug vor den Nachbarn peinlich war. Lieber einen Hitzschlag riskieren, als das Gegaffe der Leute! Am wohlsten fühlte sie sich in einem Käfig mit grauen Spatzen, unter ihresgleichen. Ich war ein Paradiesvogel, das irritierte sie. Meine Beschäftigung mit der Esoterik fand sie abgehoben, und ich konnte nicht begreifen, wieso bei ihr schon vormittags der Fernseher lief.

Wir waren wie zwei linke Schuhe. Warum haben wir uns volle sechs Monate lang unsere Gesellschaft angetan? Das einzige, was uns verband, war die Liebe zur Natur und zu den Tieren. Und die Zärtlichkeit.

Mein Dialekt – ich stamme aus Sachsen – war dieser Frau das größte Ärgernis. Sobald ich etwas in meiner Mundart sagte, korrigierte sie mich, und wehe, ich hobelte mir mal eine Scheibe Käse mit dem Obst- statt mit dem Käsemesser ab! Ein nicht vorschriftsmäßig aufgehängtes Handtuch brachte sie beinahe aus der Fassung. Mein Lachen fand sie zu laut und gackernd. Sie wollte sich mit mir Leben ins Haus holen – jetzt hatte sie Leben, und es war ihr zu viel.

Alles, was sie sagte, trug sie in einem dozierenden, schulmeisterhaften Ton vor, der mich zur Weißglut trieb. Warum konnte sie mich nicht einfach so sein lassen, wie ich war? Ich hätte ihr meinerseits auch ein paar nützliche Ratschläge geben können. Zum Beispiel, anstatt ihr ganzes Geld auf der Bank für nicht vorhandene Erben einzufrieren, einen Teil davon lieber in den Zahnarzt zu investieren. Ihre Frontzähne gehörten komplett überkront, so schadhaft und verfärbt waren sie. Es war mir unbegreiflich, wie man als Inhaberin eines mittelständischen Unternehmens, mit dieser Beißvorrichtung seine Kunden beraten kann. Aber zu einer solchen Taktlosigkeit ließ ich mich nicht hinreißen. Ich entzog mich ihr dann als Strafe lieber für ein Wochenende und ging in München in die Junglesben-Disko.

Sie vermisste mich an diesen Tagen wie Sauerstoff beim Atmen, sie schwitzte vor Verlustangst Blut und Wasser. Aber kaum war ich wieder da, ging die Meckerei von vorn los. Diese Frau konnte nicht aus ihrer Haut heraus. Sie hatte nie Kinder gehabt und meinte vielleicht, ihre erzieherischen Ambitionen jetzt an mir nachholen zu müssen. Aber ich lasse mich nicht gern erziehen. Ich ertrug ihre Schulmeisterei immer weniger. Ich sagte: »Wenn du weiter nervst, wirst du mich noch in diesem Sommer los.«

Regina hatte natürlich auch gute Seiten. Sie war fürsorglich und absolut zuverlässig. Jeden Samstag und Sonntag kochte sie uns ein nahrhaftes Essen. Während dieser Mahlzeiten herrschte zwischen uns meist noch Eintracht. Nach dem Essen folgte ihr obligater Kaffee, dann zog sie sich mit einer Boulevardzeitung für den Nachmittag in den Liegestuhl zurück. Sie kommentierte jeden Blödsinn, der dort geschrieben stand. Den Prostituiertenmord in Harlaching, die Messerstecherei im Hasenbergl. Ich stellte meine Ohren auf Durchzug und versuchte, mich auf mein mitgebrachtes Buch zu konzentrieren. Das brachte sie auf. Sie bekrittelte bei dieser Gelegenheit meine mangelnde Bildung und den fehlenden Ehrgeiz. Sie warf mir vor, ich hätte nichts aus meinem Leben gemacht und immer nur auf mein Aussehen vertraut. »Aber auch du wirst alt«, orakelte sie, »auch dein hübsches Gesicht wird Falten bekommen.«

»Ich schreibe Bücher«, wandte ich ein.

Mein Schreiben hielt sie für Spinnerei. »Hättest du nur einen ordentlichen Beruf gelernt«, seufzte sie und wandte sich wieder ihrem Käseblatt zu.

An der Seite dieser Frau schrumpften meine Ideale, verlor ich meine Träume. In Gegenwart dieser Frau alterte ich selbst um zehn bis fünfzehn Jahre.

Mit der Sexualität hatte meine Freundin schon vor zwei Jahrzehnten abgeschlossen. Sie war eher prüde und wusch sich nach jedem Handgriff die Hände. Gewisse Sachen ekelten sie von vornherein. Nur kuscheln wollte sie, was man mit ihr auch wunderbar konnte, denn durch ihre Fettpolster war sie herrlich weich. Wenn ich zwanzig Jahre älter gewesen wäre und etwas abgekühlter, hätte ich mit ihr vielleicht in einer Art zärtlicher Kameradschaft leben können. Doch ich war erst achtundzwanzig. Sollte das schon alles gewesen sein?

Meine Freundin hatte neben ihrem Landhaus noch eine Stadtwohnung in Schwabing. Aber in dieser engen, mit Plastikpflanzen vollgestellten Wohnung hielt ich es keine zwei Stunden aus. Ich bekam schlimme Aggressionen und suchte bald das Weite.

Ich habe Regina nicht ertragen – vielleicht, weil ich in ihrer Begrenztheit und Rigidität meine eigene, sorgsam verhehlte Begrenztheit und Rigidität widergespiegelt fand.

Tat twam asi – das bist du, heißt ein Spruch. Oder anders: »Nur tief Verwandtes regt Verwandtes mächtig auf.« (Carl Gustav Carus)

Im Oktober machten wir noch eine gemeinsame Reise. Regina lud mich ein, rechnete mir aber dauernd vor, was sie das alles kostet. Jeden Nachmittag gingen wir wie die Rentner in den Kurpark und jeden Abend bereiteten wir in unserer Wohnküche selbst gesammelte Pilze zu, weil die gutbetuchte Frau nicht auch noch in Restaurants Geld ausgeben wollte.

Ich sagte: »Regina, du raubst dir ja selbst deine ganze Lebensqualität.«

Dieser Urlaub gab unserer Liaison den absoluten Rest. Wir haben vierzehn Tage in einer kleinen Ferienwohnung dicht aufeinander gehockt. Gegen Ende der Zeit konnte sie meinen Dialekt nicht mehr hören und ich ihr Doppelkinn nicht mehr sehen.

Am Abend nach der Rückkehr von dieser Reise schrieb ich ihr einen Abschiedsbrief. Ich war der kleinen Karos müde, der Gartenzwerge in den Blumenkästen auf ihrem Balkon. *Wenn ich eine Schlaftablette brauche, kann ich sie mir aus der Apotheke holen und muss sie mir nicht im Zwei-Zentner-Format aufladen!*

◆ ◆ ◆

Nach der Zeit mit Regina hatte ich erst mal die Nase von Frauen und dem ganzen Beziehungsärger voll. Ich brauchte einen Polwechsel, ich sehnte mich nach anderen Ufern. Ich hatte seit geraumer Zeit einen männlichen Verehrer, einen gut aussehenden, sympathischen Kavalier, dem ich fast jeden Mittag begegnete, wenn ich in mein vegetarisches Stammlokal zum Essen ging. Er grüßte mich immer höflich, suchte meinen Blickkontakt, verwickelte mich das eine oder andere Mal in ein Gespräch. Ich wusste, dass er im Nobelvorort Gräfelfing eine Penthouse-Wohnung bewohnte und ein passionierter Kunstliebhaber war.

Er hatte sehr gepflegte Hände, das fiel mir als Erstes an ihm auf, als Zweites seine schöne Sprache. Am 24. Oktober 1998 gab ich seinem Werben nach. Er lud mich ein, am Abend mit ihm auszugehen; ich stand an diesem Tag schon um siebzehn Uhr vor dem Badezimmerspiegel und probierte meinen schwarzen Glitzerfummel an.

Wir fuhren ins *Schumann's*, eine Münchner Bar für Snobs und Aufreißer. Schummeriges Licht, gepfefferte Preise, Mister Right und Mister Wichtig am Tresen lehnend mit ihren Mobiltelefonen in der Hand. Künstler verkehrten dort und Medienleute, in der Mehrzahl aber Typen, die nichts als ihre gelackten Fassaden zu bieten hatten.

Ich genoss die Aufmerksamkeit, mit welcher mein Begleiter mir aus dem Mantel half. Er hatte vollendete Manieren. Er hatte in seinem fünfzigjährigen Leben schon unzählige Frauen verführt.

Dieser Abend war für mich nach sechs Monaten Hades die Rückkehr in eine prickelnde Welt. Ich wurde wieder als Frau begehrt, mit Komplimenten verwöhnt. Ich durfte mir ein Mixgetränk nach dem anderen bestellen, ohne dass mir gesagt wurde: »Das wird zu teuer.« Geld interessierte ihn nicht mehr. Er war ein erfolgreicher Vermögensberater und hatte sich, dank einer Erbschaft und cleveren Geldanlagen, mit fünfundvierzig Jahren schon weitgehend zur Ruhe setzen können. Er spielte leidenschaftlich gern Klavier und sammelte in seinem Haus schöne Dinge.

Es war das erste Mal, seit einem halben Jahr, dass ich wieder richtig mit einem Menschen lachen konnte. Ich genoss seinen Charme, seinen sprühenden Witz, die Leichtigkeit, mit der er über den Dingen stand. Nach einer derart verbitterten Partnerin war dieser Mann ein völliges Kontrastprogramm. Er fand alles an mir hinreißend, ganz besonders meinen Dialekt. Ich badete in seinen Komplimenten wie in warmer Eselsmilch.

Als ich beschwipst gegen Mitternacht in seinem Sportwagen saß, dachte ich: *Lieber ein inspirierender Mann als eine langweilige Frau.*

Schließlich war ich jung und wollte leben.

♦ ♦ ♦

Eine Woche später, es war der 31. Oktober, schlug ich morgens die Augen auf und sah vor meinem rechten Auge alles ganz verschwommen. Mein roter Zahnputzbecher im Bad hatte keine Farbe mehr.

Es war Samstag. Ich fuhr mit der U-Bahn in die Notambulanz der Augenklinik. Die Schwester am Aufnahmeschalter war noch dieselbe wie vor vier Jahren. Sie fand nach wenigen Minuten meine Akte.

Ein langes Warten in neonbeleuchteten Gängen. Es folgten dieselben Untersuchungen wie vor vier Jahren. Auch die Diagnose war die gleiche: Optikusneuritis, diesmal auf dem rechten Auge. Es war wie die Wiederholung eines Albtraums.

Ich bekam die erste von drei hochdosierten Kortisonspritzen. Der Arzt ließ sich dazu überreden, die Kortisontherapie ambulant durchzuführen. Ich wollte absolut nicht mehr in das Krankenhaus. Er gab mir eine Überweisung für die Neurologie.

Diesmal vertrug ich das Kortison noch schlechter. Meine Hände schwollen an, mein Körper überzog sich mit roten Flecken. Ich hatte ständig Magenschmerzen, ich fühlte mich ganz schwach und elend. Meinem neuen Freund wollte ich nichts von meinen Unpässlichkeiten erzählen. Welcher Mann umgibt sich gern mit einer jammernden Frau? Ich hatte ihm zwar gesagt, dass ich eine Zeit lang Kortison einnehmen müsse, er fragte aber nicht wieso.

Mit seinem Humor gelang es ihm immer wieder, dass ich meine gesundheitlichen Probleme vorübergehend vergaß. Er war so ganz anders als Regina. Spontan, frei, spielerisch. Nicht so bierernst und kein solcher Prinzipienreiter. Regina hatte etwas von einem Stier gehabt, den Kopf stets zur Erde gewandt. Dort hieß es immer nur: »Putz den Spiegel!« Oder: »Stell deine Schuhe ordentlich hin!« Mein Freund schien das Gesetz der Schwerkraft zu ignorieren.

Er zeigte sich gern mit mir in der Öffentlichkeit. Der fünfzigjährige Lebemann mit seiner achtundzwanzig Jahre jungen Geliebten. Irgendwie schien das die mir von der Männerwelt zugedachte Rolle zu sein.

Wenn wir uns nicht sahen, schickte er mir nette Kärtchen und Blumensträuße. Auf den Kärtchen standen Gedichte oder Sprüche vom Bhagwan.

Vom Ammersee kamen jetzt jede Woche böse Briefe. Meine Ex-Freundin schimpfte mich »treulos« und nannte mich »Verräterin«. Jemand hatte ihr gesteckt, dass ich mit einem

Mann zusammen war. Sie war eine genauso plumpe Verliererin wie Liebhaberin. Wie ich diesen meinen Fehlgriff bereute!

Mit meinem neuen Freund gab es immer etwas zu lachen. Sein Humor schien unerschöpflich.

Natürlich wollte er auch Sex – leider war er nicht schwul. Er gab sich im Bett größte Mühe, beherrschte alle Fingerfertigkeiten, aber es blieb bloße Technik. Ich ließ es über mich ergehen wie den Bohrer beim Zahnarzt.

Nach der Liebe setzte er sich für mich ans Klavier oder las mir Passagen aus den Werken der Klassiker vor. Er konnte wunderschön rezitieren. Der Mann versuchte mich auf seine Art zu bilden. Aber er tat es auf die originelle, witzige Weise und nicht mit dem Holzhammer, wie meine Verflossene. Er interessierte sich sehr für Tantra und die fernöstlichen Religionen. Er lieh mir ein Buch über »tantrische Liebespraktiken«, in welches aber schon eine andere Frau ihre Bemerkungen gekritzelt hatte. Er war ein Ästhet und Verfechter des großen Stils, doch gelegentlich unterliefen ihm Schnitzer.

◆ ◆ ◆

Ich musste wieder in der Neurologischen Klinik vorstellig werden, der Überweisungsschein knisterte seit fast drei Wochen in meiner Tasche. Die junge hübsche Ärztin vom letzten Mal war nicht mehr da, dafür untersuchte mich jetzt der Professor. Ein wortkarges, gebeugtes Männlein, das mit sonorer Fistelstimme sprach. Ich verstand kaum ein Wort, aber sein unheilvoller Blick sprach Bände.

Es wurde wieder ein Kernspintomogramm von meinem Schädel gemacht. Neue Entzündungsherde hatten sich in meinem Gehirn gebildet, teils kirschkerngroße Läsionen. Der Professor, der sich die Aufnahmen ansah, machte ein tiefbekümmertes Gesicht. Aber er hielt es auch jetzt noch nicht für nötig, mir seine Diagnose mitzuteilen.

Ich las erst später in seinem Brief an meinen Augenarzt: *Encephalomyelitis disseminata*. Der lateinische Begriff für Multiple Sklerose.

♦ ♦ ♦

Ich hatte MS! Multiple Sklerose – zwei Worte wie ein Fallbeil. Ich spürte Angst, Panik, aber auch Erleichterung, weil meine Symptome jetzt endlich einen Namen hatten. Multiple Sklerose, das ist die Krankheit, die Nerven frisst, die zu schweren Behinderungen und in den Rollstuhl führt. Eine Frau aus meiner Nachbarschaft fiel mir ein, die diese Krankheit hatte. Ich dachte an ihren unsicheren Gang, ihre verwaschene Sprache. Sie schob beim Einkaufen einen Gehwagen vor sich her.

Ich saß mit ihr im selben Boot. War es nicht klüger, mit einer Überdosis Schlaftabletten gleich Schluss zu machen, jetzt, wo ich noch auf dem Wellenkamm des Lebens ritt? Nein! Meine Diagnose war ein ärztlicher Irrtum. Ich beschloss, sie zu ignorieren, zu verdrängen, nicht mehr daran zu denken. Aber ich dachte vierundzwanzig Stunden jeden Tag daran.

♦ ♦ ♦

Mit meinem Freund konnte ich über meine Ängste nicht reden. Er war ein fanatischer Positivdenker und lehnte Themen wie Krankheit und Armut als Gesprächsstoff rigoros ab. Er akzeptierte nur Sonnenschein. Als ich ihm sagte, dass ich bei einer Kernspintomografie gewesen sei, machte er ein gequältes Gesicht und wechselte das Thema.

Er wünschte sich eine junge, unkomplizierte Geliebte. Mit Problemen wollte er nicht konfrontiert werden. Ich musste bei ihm immer lustig sein, und diese Maske kostete mich meine ganze Kraft.

Ich erkannte, dass sich hinter seiner Galanterie eine große Oberflächlichkeit verbarg. Der Mann war gar nicht bindungsfähig. Er war schon zweimal geschieden und hatte die Nase von schwierigen Beziehungskisten voll. Durch seinen Humor hatte er großen Unterhaltungswert, als Partner für längere Strecken kam er jedoch nicht in Betracht.

Wir passten auch nicht wirklich zusammen. Ich liebte das Land, er liebte die Stadt. Ich liebte Wiesen, Felder, Birkenwälder; er liebte Opernaufführungen, Vernissagen, Nachtbars. Zu einer Zeit, wo mir vor Müdigkeit schon die Augen zufielen, abends um neun, kam er erst richtig in Fahrt. Dafür schlief er morgens sehr lange und nahm seinen Brunch zu einer Zeit ein, in der bei mir schon das Mittagessen auf dem Tisch stand.

Ich ermüdete abends immer früher. Ich musste mich, wenn ich von der Arbeit heimkam, erst mal eine Stunde hinlegen. Was war mit mir los? Ich schob meine Erschöpfung auf den Winter, den Lichtmangel. Aber es war die MS.

◆ ◆ ◆

Silvester 1998/99 feierten wir in einer Nobeldisko. Ich trank davor einen halben Liter Kaffee, um die Nacht überhaupt durchzuhalten. Es war zu laut, es war zu anstrengend, es war zu lange. Ich konnte die Hottentotten-Musik nicht mehr ertragen, das oberflächliche »Bussi-bussi«. Ich sehnte mich nur nach meinem Bett. Ich hatte Schuldgefühle, weil unsere zwei Karten meinen Freund umgerechnet 300 Euro gekostet hatten.

Aber mein Begleiter amüsierte sich prächtig. Er flirtete mit anderen Frauen, tauschte hinter meinem Rücken Telefonnummern aus. Am Neujahrsmorgen kam er noch mit in meine Wohnung, um dort mit mir zu schlafen.

Warum, frage ich mich heute, habe ich mir das angetan? War dieser Mann meine Energie wert? Hatte mir mein Körper nicht abermals den unmissverständlichen Warnschuss gegeben: *Sylvia, lass die Hände von den Männern! Das ist nicht dein Weg!*

◆ ◆ ◆

Unsere Affäre dümpelte noch ein Vierteljahr vor sich hin. Im Februar weihte mich mein Freund in seinen Plan ein, eine Kontaktanzeige aufzugeben. Heißblütige Tangopartnerin gesucht. Affäre nicht ausgeschlossen. Dass er mir den Wortlaut seiner Anzeige während eines gemeinsamen Abendessens vorlas und mich nach meiner Meinung zu dieser Formulierung fragte, fand ich taktlos. Ich fand auch taktlos, dass er mir die Aktfotos seiner beiden Ex-Frauen zeigte. Dieser Mann war ein Sammler, nicht mehr. Sein Abgang würde keinen Verlust bedeuten.

Im März beendete er unsere Verbindung, indem er sich von einem Tag auf den anderen nicht mehr bei mir meldete. Er hatte gemerkt, dass hinter meiner frischen jungen Fassade gewaltige Probleme schwelten. Zuvor machte er mir noch ein generöses Abschiedsgeschenk: Er ließ das Bad meiner neu bezogenen Wohnung auf seine Rechnung komplett neu und strahlend weiß fliesen.

♦ ♦ ♦

Ich war erleichtert den Casanova los zu sein, aber mein Ego fühlte sich durch sein feiges Davonschleichen auch verletzt. Genauso kaltblütig, wie ich im Jahr davor die Ammersee-Frau ausgemustert hatte, wurde ich jetzt von einem anderen Menschen abserviert. Ich erkannte wieder einmal, dass alles, was wir aussenden, in gleicher Weise auf uns zurückfällt.

Nun war ich also wieder solo. Aber das war ich neben diesem Mann in meinem Herzen ja auch gewesen. Ich konzentrierte mich auf meine Sachen. Ich hatte die Idee für ein neues Buch und neben meinem Brotberuf viel zu recherchieren.

Im Mai meldete sich mein stiften gegangener Tantra-Meister noch einmal. Das mit seiner Kontaktanzeige war kein so toller Erfolg gewesen. Er wollte unsere Verbindung fortsetzen. Aber ich war schon meilenweit von ihm entfernt, mein Appetit auf Männerbekanntschaften war restlos gestillt. Ich sagte ihm freundlich: »Das Einzige, was aufgewärmt schmeckt, sind Eintöpfe.« Das war alles, was ich zu sagen hatte.

Ich brauchte ihn nicht, denn ich war mir selbst genug. Ich las »Die Wolfsfrau« von Clarissa Pinkola Estès. Die Abende verbrachte ich auf meiner neuen Dachterrasse, ein Windlicht an, sonst nichts.

In der Nacht von 8. zum 9. Juni hatte ich einen bedeutungsvollen Traum. Morgens, noch im Nachthemd und mit ungeputzten Zähnen, schrieb ich in mein Tagebuch:

> »Der Traum ist noch ganz frisch. Ich habe von einer Frau geträumt, sehr maskulin, einer Ärztin. Ich habe ihre Nähe gesucht, wie ein Tier im Winter seine Futterkrippe.«

Ich traf mich in diesem Frühling ein paar Mal mit Harald R., einem befreundeten Arzt. Wir hatten uns vor zwei Jahren auf einer Party kennen gelernt, seitdem machte er mir Avancen. Ich hielt ihn jedoch erfolgreich auf Distanz, was er auch zu akzeptieren schien. Ich sagte ihm, dass ich Multiple Sklerose habe und im Winter erst eine Sehnerv-Entzündung auskuriert hätte. Er sah mich betroffen an. »Das solltest du nicht auf die leichte Schulter nehmen. Hast du einen guten Neurologen?«

Einen solchen hatte ich nicht und brauchte ich auch nicht. Ich hatte, ehrlich gesagt, die Nase voll von Neurologen. Meine Sehnerv-Entzündung hatte sich vollständig wieder zurückgebildet.

Harald gab mir trotzdem die Adresse einer bekannten, MS-erfahrenen Nervenärztin in Nymphenburg. Der Zettel landete als Papierball in irgendeiner Hosentasche.

Ich begann in dieser Zeit meinen fünften Roman zu schreiben – »Venuszauber«, die Geschichte einer Frau, die sich auf den Pfad der weißen Magie begibt. Ich tauchte voll in die Handlung ein; dieses Buch schrieb sich wie von selbst. Wenn es ein Bestseller wird, so spekulierte ich, höre ich auf zu arbeiten. Dann kann ich mich aus der Tretmühle ausklinken. Ich schrieb wie im Fieber und voller Hoffnung, mit diesem Manuskript endlich den Durchbruch zu schaffen. Meine Agentin fand das Buch »trendy«. Aber irgendwie fehlte ihm wohl doch das Nonplusultra. Mein Fehler war vielleicht gewesen, dass ich tatsächlich hatte *trendy* schreiben wollen, und dieses Heischen nach Effekten ist der Tod eines Kunstwerkes. Ein wirklich gutes Buch entsteht, es lässt sich nicht bewusst *machen*.

Am 8. Juli 1999 schlug ich morgens meine Augen auf, und das ganze Zimmer drehte sich wie ein Karussell. Ich tastete mich an der Wand entlang zum Bad. Beim Geruch des frisch gebrühten Kaffees, drehte sich mir der Magen um.

Auf wackeligen Beinen machte ich mich auf den Weg in die Praxis meines Freundes. Harald ließ mich mit geschlossenen Augen auf einem Bein stehen. Ich schwankte wie ein Mast im Wind. Er drängte darauf, mich schleunigst von der empfohlenen Neurologin untersuchen zu lassen. Er schrieb mir eine Überweisung.

◆ ◆ ◆

Ich bekam bei der Neurologin einen Termin am 21. Juli. Als es so weit war, wollte ich am liebsten wieder absagen, weil sich mein Drehschwindel inzwischen gelegt hatte. Aber Harald wartete auf einen Befundbericht von der Neurologin, so fuhr ich schließlich hin.

Und dann saß ich dieser Ärztin zum ersten Mal gegenüber. Ich sah in ein androgynes Gesicht, welches zeitlos war, trotz vieler Falten. Ich sah in wissende, gütige Augen. Es war ein Gesicht, dem nichts Menschliches fremd war.

Obwohl das Wartezimmer brechend voll war, nahm sie sich Zeit für mich. Sie untersuchte mich gründlich. Sie hörte mir zu. Sie sah in mir den ganzen Menschen und nicht nur seine Symptome. Sie war die erste Ärztin, die offen mit mir über meine Krankheit sprach.

Ich habe mich bereits in diesem Augenblick für diese Frau entschieden. Ich wusste instinktiv: Dieser Frau kannst du vertrauen. Das ist ein Mensch, der seinen Beruf aus Berufung tut. Ich fühlte mich vom ersten Moment an gut bei ihr aufgehoben.

♦ ♦ ♦

Harald hatte mich für vier Wochen krank geschrieben. Es war das erste Mal, dass ich die Lohnfortzahlung für längere Zeit in Anspruch genommen hatte, und zwar völlig ungeniert. Ich genoss diese Zeit! Jeden Mittag hielt ich ein Schläfchen, am Nachmittag fuhr ich baden oder machte lange Fahrradtouren um den Starnberger See. Es war mein letzter Sommer, in dem ich kräftemäßig noch so aus dem Vollen schöpfen konnte. Lesen, schreiben, schwimmen, Fahrrad fahren – mehr brauchte ich nicht, um glücklich zu sein.

Es folgte ein schöner Herbst. Ich lebte ohne Liebhaber und ohne Liebhaberin. Im November kaufte ich mir ein kleines, kohlrabenschwarzes Meerschweinchen, damit ich ein paar lebende Geräusche in meiner Wohnung hörte. Ich streichelte sein warmes, seidiges Fell oft stundenlang. Im Dezember wurde ich dann dreißig Jahre alt. Ich verbrachte diesen Tag wie jeden anderen. Ich ging zur Arbeit, ging zum Einkaufen. Am Abend saß ich allein in meiner Wohnung und zündete eine Kerze an.

♦ ♦ ♦

Das neue Jahr begann stressig. Ich machte viele Überstunden. Mein Roman kam in die Abschlussphase. Und weil ich meinen Hals vom Geld nicht voll genug kriegen konnte, belastete ich mich in meiner Freizeit noch mit zwei Nebenjobs. Ich war die ganze Zeit erschöpft. Morgens, wenn ich aufwachte, hatte ich manchmal das Gefühl, diesen Tag nicht zu schaffen. Es war nicht nur so, dass ich meinen Kalender bis zum Platzen mit Terminen voll packte, ich wollte alles, was ich tat, auch hundertprozentig erledigen, mit hohem Perfektionsanspruch. Einfach mal die Zügel schleifen zu lassen, einen Gang zurückzuschalten, die weit gesteckten Ziele über Bord zu werfen, wäre zu diesem Zeitpunkt für mich undenkbar gewesen.

Ende Januar war ich so ausgebrannt, dass ich eine Last-Minute-Reise nach Lanzarote buchte. Eine Woche Einzelzimmer mit Meerblick und Halbpension.

Ich liebe das Meer, das Rauschen der Brandung. Aber ich spürte in diesem Urlaub erstmals, dass ich den Strand nicht mehr so lange entlanglaufen konnte. Wenn ich eine Strecke gegangen war, etwa zwei Kilometer weit, wurden meine Beine schwer, und ich musste mich auf einen Felsen setzen. Abends um neun lag ich meist schon in meinem Hotelbett, weil mich das Laufen so angestrengt hatte. Das, was ich auf dieser Reise gesucht hatte, ein bisschen Freude, ein bisschen Abschalten, habe ich nicht gefunden.

Als ich zurückkam, ging der Stress nicht minder als zuvor weiter. Und ich fügte ihm noch eine weitere Komponente hinzu. Ich gab Anfang Februar in der Süddeutschen Zeitung eine Bekanntschaftsanzeige auf. Wie einsam ich eigentlich war, hatte ich ganz bewusst in meinem Urlaub gemerkt. Ich suchte wieder einen Mann. Eine passende Frau zu finden, wagte ich zu diesem Zeitpunkt nicht mehr zu hoffen.

An dem Tag, an dem ich meine Anzeige aufgegeben hatte, geschah ein Unfall, ich nenne es heute eine »negative Synchronizität«.

Ich fuhr mit dem Fahrrad über eine Straßenbahnschiene, blieb mit dem Vorderrad darin stecken und schlug mit dem Kopf auf einem Pflasterstein auf. Ich war, seit ich in meiner neuen Wohnung lebte, zwei- bis dreimal täglich über dieses Schienenstück gefahren und noch nie gestürzt. Was wollte dieser »Kopfsturz« an diesem Tag mir sagen?

♦ ♦ ♦

Das Echo auf meine Bekanntschaftsanzeige war phänomenal. Ich bekam über vierzig Zuschriften. »Junggebliebene Oldtimer« priesen sich an und angebliche Schloss- und Yachtbesitzer. Ich staunte immer wieder, wie sehr sich die Menschen über das Haben definieren. Es waren auch Rundschreiben von Männern dabei, die auf jede Anzeige schreiben – via Internet an den Verlag, aber die flogen gleich in den Müll.

Etwa acht Anwärter kamen in die engere Auswahl. An den darauf folgenden Wochenenden traf ich mich mit diesen Herren. Der Aufwand war nur ermüdend. Ich hätte die Wochenenden eigentlich zu meiner Erholung gebraucht, stattdessen saß ich in lauten Cafès herum, lauschte peinlichen Selbstdarstellungen – »… eigene Firma … großes Auto … Golf … Tennis …« – und musste Zigarettenrauch inhalieren, obwohl ich auch die beiden Buchstaben »NR« in meine Anzeige hatte setzen lassen.

Sylvia, was suchst du hier? Das ist doch gar nicht dein Film!

♦ ♦ ♦

Am 21. Februar wachte ich morgens auf, und meine Arme und Beine kribbelten, als liefen Ameisenarmeen über meine Haut. Als ich aufstand, stellte ich fest, dass meine linke Körperhälfte sich taub anfühlte. Laufen und Treppensteigen wurden zum Problem.

Eine Woche lang beobachtete ich diese irritierenden Symptome, dann fuhr ich zu meiner Neurologin. Ich erzählte ihr, dass ich den Alltag kaum noch bewältigen konnte.

Ihr Blick war voller Verständnis. Sie nahm das Zauberwort »Erwerbsunfähigkeitsrente« in den Mund. Gab es für mich eine Chance, aus der zermürbenden Tretmühle herauszukommen? Ich spürte das Verlangen, vor dieser Frau auf den Boden zu sinken und ihr die Füße zu küssen.

♦ ♦ ♦

Der akute Schub wurde mit Kortison behandelt. Es war der erste Schub, bei welchem mein Fortbewegungsapparat betroffen war. Ich lag auf einer Liege und sah zu, wie die Infusion langsam in meine Vene tröpfelte. Eine Schwester hatte mich mit einer Decke zugedeckt. Im Nachbarzimmer hörte ich meine Ärztin mit anderen Patienten sprechen. Ich lauschte ihrer Stimme, die so resolut sein konnte und so mitfühlend, so distanziert und auch so weich. Eine tiefe Ruhe überkam mich. Ich dachte: *Das ist sie.*

Zu Hause vernichtete ich alle Briefe von der Anzeigenaktion. Die netten mit Foto schickte ich an den Absender zurück. Jedes weitere Treffen mit einem Mann wäre Zeitverschwendung gewesen. Es gab nichts mehr zu suchen. Ich hatte gefunden. Meine Seele floss in ihre Urform zurück, in die einzige für mich bestimmte Lebensart. Ist es ein Wunder, wenn die Beine plötzlich streiken, weil man in die falsche Richtung läuft?

Symptome sind Symbole. Wie denn sonst soll sich die Seele äußern, wenn nicht über den Körper?

♦ ♦ ♦

Meine wunderbare Ärztin hatte mich für vier Wochen krankgeschrieben. Die Ruhe tat mir so gut. Ich durfte den Fuß vom Gaspedal nehmen. Der Kampf und der Krampf der ganzen letzten Wochen war plötzlich vorbei. Ich spürte trotz der Lähmung in meiner linken Körperhälfte Frieden und ein tiefes Einverstandensein.

Zu dieser Zeit holte ich mir aus der Bibliothek einige Bücher über Multiple Sklerose. Ich wollte alles über diese heimtückische Krankheit wissen, mit der ich nun leben musste, wie ein Amputierter mit seinem Beinstumpf. Ein magisches Prinzip besagt, dass man Macht über den Dämon erlangt, dessen Namen man kennt.

Meine Leselampe brannte bis in die Nachtstunden. Bei manchen der dort geschilderten Fallbeispiele, überlief mich eine Gänsehaut und ich dachte: So war es auch bei mir. Es machte Mut zu lesen, dass die Krankheit Multiple Sklerose nicht zwangsläufig auf ein Leben im Rollstuhl hinauslief und nicht alle Verlaufsformen mit schweren Behinderungen enden mussten.

♦ ♦ ♦

In diesen Wochen startete ich eine große Entrümpelungsaktion. Ballast abwerfen, hieß das Gebot der Stunde. Ich warf alles

Unnütze, alles Überflüssige, alles Entbehrliche aus meinen Schränken. Wenn meine Beine durch die Krankheit schon immer schwerer wurden, dann sollte meine Seele leicht und frei sein. Ich sehnte mich nach Vereinfachung, nach Unbelastetsein.

Ich vernichtete alte Briefe und verbrannte meine Pin-up-Fotos. Die Vergangenheit ist Teer an den Flügeln. Meine hochhackigen Schuhe und Kleider aus meiner Zeit als Model flogen in den Müll. Schluss mit den Fassaden! Ich wollte keine Männer mehr verführen. Ein Knäuel schwarzer BHs und halterloser Strümpfe verließ meinen Schrank. So wie das Messer des Chirurgen den Körper von einer Geschwulst befreit, so trennte ich mich von allem Unechten, Falschen. Ich war dreißig Jahre alt, und es war Zeit, zum Wesen der Sache vorzudringen. Mein Tiefpunkt war gleichzeitig mein Wendepunkt. Wie bei der Sonne, die am 21. Dezember, im Zeichen des Steinbocks, ihren tiefsten Punkt erreicht. Ich sehnte mich nach Klarheit, nach Echtheit, nach einem Leben ohne Illusionen.

Und bei allem, was ich sann und tat, sah ich das Gesicht meiner Ärztin vor mir, ihre Augen voller Milde und Strenge. Ich spürte, dass mir ein ganz tiefes Wunder widerfahren war. Wenn ich in die Natur ging, raunte der Wind ihren Namen. Manchmal lachte ich, und manchmal weinte ich. *Höre auf zu suchen und du wirst finden.* Diese Wahrheit offenbarte sich mir. Ich gedachte all der Nächte, in denen ich in den Lesbenkneipen unterwegs war, auf der Jagd nach einem Gefühl, welches mir jetzt so unerwartet, so unverhofft zufiel. Ein Gefühl von Schicksal, von Angekommensein. Ich habe immer das Außergewöhnliche bei Frauen gesucht, die schillernde Exotik. Aber an diese unscheinbare Ärztin, wegen der gewiss kein Autofahrer gegen die Leitplanke fuhr, verlor ich mein Herz. Meine Liebe zu dieser Frau ist wie die Verehrung eines

Schülers für den Meister. Rein und platonisch. Intensiv, doch ohne Begehren.

♦ ♦ ♦

Der Frühling begann, und jede Knospe, die aufbrach, erfüllte mich mit Staunen und Entzücken. Ich lauschte den Vögeln. Die Gerüche und Farben drangen wie noch nie gehört zu mir. Die Stumpfheit meiner Sinne wich einer Hellsichtigkeit. Ich kann mich nicht erinnern, seit meiner Kindheit einen Frühling so intensiv erlebt zu haben. Jetzt, wo ich wieder lieben konnte, war ich mit mir selbst versöhnt. Ich befand mich in einem Zustand der Gnade, herausgelöst aus der Zeit. Alles war an seinem Platz. Alles war gut. Ich hatte zwar eine unheilbare Krankheit, spürte aber, dass diese Krankheit völlig ihren Sinn hatte, zu einem für mich noch nicht erkennbaren größeren Plan gehörte, der mich zum Heil, zum Ganzwerden führen sollte. *Es ist gut*, dachte ich abends beim Einschlafen. *Es ist gut*, dachte ich morgens beim Aufwachen. Ich war in diesem Plan geborgen. Ich hatte keine Angst mehr.

♦ ♦ ♦

Dieser entspannte Lebensstil tat meiner Krankheit sehr gut. Die Lähmung in meiner linken Körperhälfte bildete sich in wenigen Wochen vollständig wieder zurück. Die Krankheit war *die* Gelegenheit, aus der Tretmühle herauszukommen. Am 26. April 2000 stellte ich einen Antrag auf Erwerbsunfähigkeitsrente.

♦ ♦ ♦

Bevor die Bundesversicherungsanstalt für Angestellte (BfA) einem jungen Menschen wie mir die Frührente zahlt, wird dieser erst einmal zu einer Rehabilitationsmaßnahme geschickt. Vier Wochen Klinik Schmieder im Juli. Ein außerplanmäßiger und kostenfreier Sommerurlaub. Mein Arbeitgeber musste mich zähneknirschend für diese Zeit freistellen, denn es ging ja um »die Wiederherstellung meiner Arbeitskraft«. Der Hermes-Versand holte meine Koffer zwei Tage vorher an meiner Wohnungstür ab und brachte sie auch wieder zurück. *Reisen mit leichtem Gepäck – wie ich das liebe!*

Die Klinik lag auf einer Anhöhe mitten im Wald. Ich bekam ein schönes Einzelzimmer mit Südbalkon. Von meiner Lieblingsbank im Park aus konnte ich über den Rhein bis in die Schweiz blicken.

In dieser Klinik traf ich Menschen, die dieselbe Krankheit hatten. Ich war dem Käfig meiner Isolation für ein paar Wochen entkommen. Ich war die ganze Zeit euphorisch. Ich redete und redete und redete. Ich hatte so lange Zeit nur mit mir selbst gelebt.

Es gab in der Klinik eine Abteilung, in der die Schwerstkranken lagen, solche, die gefüttert und gewaschen werden mussten. Jedes Mal, wenn ich an diesem Haus vorbeiging und die Rollstühle auf den Balkonen stehen sah, betete ich: »Lieber Gott, nein, bitte ich nicht!« Aber einen Trost gab es: Nicht alle MS-Betroffenen gingen am Stock oder saßen im Rollstuhl, wie ich im Speisesaal und bei den Therapien sehen konnte. Viele waren schon über Jahre noch genauso beweglich wie ich.

Zweimal in der Woche hatte ich eine Gesprächsstunde bei einem Psychologen. Ich genoss die Zuwendung, die man als gesunder Mensch nicht bekommt. Kranksein hat manchmal auch etwas Verführerisches. Ich genoss das Planschen im Wasser bei der Krankengymnastik. Das Spielen mit Erbsen und Bauklötzen erinnerte mich an meine glückliche Kindergartenzeit.

Jeden Dienstagabend war Klinikdisko, und ich tobte mich dort wie ein Derwisch aus. Ein Mitpatient gab mir den Rat: »Hüpf hier nicht so rum! Wenn jemand dem Arzt steckt, wie fit du noch bist, gibt's keine Rente. Borg dir lieber eine Krücke aus!«

Ich halte das Show-Abziehen vor den Ärzten für sinnlos und verlogen. Ein erfahrener Neurologe weiß schließlich, dass die Diagnose MS nicht zwangsläufig Siechtum bedeutet, und es immer Zeiten gibt, in denen es uns gut geht. Montags, wenn Arztvisite war, machte ich mich immer besonders nett zurecht. Warum soll man einem Arzt Elend und Siechtum demonstrieren? Ist ein Arzt denn ein Müllschlucker? Ist es nicht für ihn eine Zumutung, wenn er in das Krankenzimmer kommt und dort, inmitten einer Wolke Schweiß, sitzt der Patient in seinem joghurtbekleckerten Uralt-Bademantel und mit zwei löchrigen Socken an den Füßen auf dem Bett?

Ich habe mir, trotz Empfehlung meines Mitrehabilitanden, keine Krücke ausgeliehen, sondern ein Fahrrad, mit welchem ich an den Wochenenden lange Touren am Rheinufer entlang machte. Manchmal wurden von der Klinik billige Busfahrten organisiert. Mir gefiel dieser Sozialurlaub so gut, dass ich den Arzt bat, meine Kur doch zu verlängern. Das machten die Ärzte gern, schließlich bekam die Klinik pro Tag und Bett für jeden Patienten 500 Mark, also etwa 250 Euro, vom Versicherungsträger. Meine sechs Wochen Reha-Klinik haben insgesamt 216 000 Mark, also über 100 000 Euro, gekostet. Für dieses Geld kann man viermal auf die Malediven fliegen.

♦ ♦ ♦

Die Rückkehr in den Alltag war ein Schock. Ich empfand die Menschenmassen am Münchner Hauptbahnhof wie eine Lawine, die mich überrollte. Vor dem Bahnhof Hektik und Lärm und Autogestank.

Ich musste wieder mühsam mit meinem Fahrrad und meiner Muskelkraft meine Lebensmittel heranschaffen. Viel Post war liegen geblieben. Mein Meerschweinchen war während meiner Abwesenheit in der Tierpension erkrankt. Ich bekam meinen runden, lebhaften Gesellen völlig abgemagert und apathisch zurück. Nach einem anstrengenden Arbeitstag und dem Einkaufsstress hetzte ich noch schnell zum Tierarzt, wo das Schweinchen täglich eine Spritze bekam. Es ist dann doch gestorben, auf meinem Schoß eingeschlafen. Das gab mir den absoluten Rest. Meine Fußsohlen wurden wieder pelzig, meine Arme fühlten sich so taub an, als hätte ich die ganze Nacht darauf gelegen.

♦ ♦ ♦

Der Empfang an meinem Arbeitsplatz nach sechs Wochen Abwesenheit war ebenfalls nicht besonders herzlich gewesen. Meine Kur wurde als »Sonderurlaub« abgetan, den man als junger Mensch nur bekommt, wenn man einen Arzt mit Geld oder Sex bestochen hat.

Man empfing mich dort in der Erwartung: Jetzt, nach der langen Erholungspause, muss die Kleine ja mehr als fit sein.

Das Gegenteil war der Fall. Man heilt eine chronische Krankheit wie die MS nicht aus wie einen Schnupfen. Mein Vorgesetzter sagte: »Sie schauen aus wie das blühende Leben.« Aber ich fühlte mich wie das welkende Leben. Niemand sah mir meine Krankheit an. In meiner Tasche vermuten die Menschen die SED-Karte einer Model-Agentur und keinen Schwerbehindertenausweis.

Ich konnte mich immer schwerer auf die Arbeit konzentrieren. In den ersten zwei Stunden verfügte ich noch über ein Minimum an Energie, dann sackte meine Leistungskurve steil ab. Ich konnte nicht mehr lange Schreibmaschine schreiben, weil die Buchstaben vor meinen Augen verschwammen.

Der Job, der Haushalt – es war schon bald wieder alles zu viel. Meine Beine wurden schwer wie Blei, beim Geschirrspülen fiel mir ständig etwas aus der Hand. An manchen Tagen konnte ich keine 500 Meter weit laufen, dann knickten meine Knie ein. Im Wald stolperte ich über jeden Stein, jede Wurzel. Wenn ich im Geschäft an der Kasse länger als fünf Minuten stehend warten musste, konnte ich mich nur auf den Einkaufswagen gestützt halten. Ich kaufte mir einen schwarzen Spazierstock. Nur noch mit großer Mühe schaffte ich meinen Weg zum Arbeitsplatz mit dem Fahrrad.

Die Wochenenden verbrachte ich im Bett. Ich hatte dann einfach keine Kraft mehr. Ich ging abends nirgendwo mehr zum Tanzen hin. Das Bewältigen meines Haushalts gelang mir nur noch mit heraushängender Zunge. Was war das noch für eine Lebensqualität? Ich wartete jeden Tag darauf, dass mein Rentenbescheid von der BfA endlich kam, aber man ließ sich in Berlin Zeit.

Im November war ich dann in einer so schlechten Verfassung, dass ich zu meiner Neurologin ging, und dieser rettende Engel schrieb mich bis Jahresende krank.

◆ ◆ ◆

Im Januar erwarteten mich gleich zwei böse Überraschungen. Mein Antrag auf Erwerbsunfähigkeitsrente wurde von der BfA abgelehnt, man gewährte mir nur die Berufsunfähigkeitsrente. Das waren bloß 540 Mark, also um die 270 Euro. Davon konnte ich, selbst bei einer Brot- und Wasserdiät, nicht leben. Ich erhob gegen diesen Bescheid sofort Widerspruch. Die zweite böse Überraschung: Mein Arbeitgeber beantragte bei der Hauptfürsorgestelle der Regierung von Oberbayern deren Zustimmung zur Beendigung meines Arbeitsverhältnisses. Bevor man einem Schwerbehinderten das Dienstverhältnis kündigt, muss diese Stelle erst ihr Einverständnis geben. Ich war für die Firma durch meine geringe Belastbarkeit und die häufigen Ausfallzeiten nicht mehr tragbar. Mein Chef hatte ja recht. Ich, als Arbeitgeber, würde so jemanden wie mich auch nicht beschäftigen. Nur blöd war, dass ich jetzt zwischen zwei Stühlen saß: Arbeitsverhältnis gekündigt, EU-Rente abgelehnt. Wovon sollte ich leben? Die Arbeitswelt ist von Gesunden gemacht. Nischen für Behinderte gibt es in unserer Gesellschaft kaum.

Beim Blättern im Wochenanzeiger las ich zufällig, dass mein Arbeitgeber meine Stelle bereits für eine neue Kraft ausgeschrieben hatte. Das fand ich geschmacklos. Da war der Leichnam noch gar nicht ausgekühlt, und die Witwe hielt schon nach einem neuen Bräutigam Ausschau. Mein Kampfgeist erwachte. Es folgte ein langer Schriftkrieg mit

Darstellung und Gegendarstellung. Es erfolgte eine Anhörung des Personalrates und der Vertrauensperson für Schwerbehinderte der Firma. Ich musste selbst meine Leistungsfähigkeit einschätzen. Ich schrieb der Hauptfürsorgestelle, dass ich durch die krankheitsbedingte Ungeschicklichkeit meiner Hände das Arbeitstempo einer Weinbergschnecke habe. Meine Sachbearbeiterin dort, mochte mich, glaube ich. Wann kommt es auch schon mal vor, dass Amtsbriefe lustig sind.

Ärger und Aufregung sind meiner Krankheit noch nie gut bekommen. Mein körperlicher Zustand verschlechterte sich. Ich bekam von meinem Hausarzt einen »Dauerkrankenschein«, welcher so lange verlängert werden sollte, bis über meinen Widerspruch entschieden war. Was meine Kollegen darüber dachten, war mir bereits gleichgültig. Die Stimmung am Arbeitsplatz hatte den Nullpunkt längst erreicht.

In der zweiten Maiwoche löste sich die Spannung endlich: Die Hauptfürsorgestelle stimmte meiner Kündigung zu. Zwei Tage später lag der gelbe Umschlag von der Rentenversicherung in meinem Briefkasten. Meinem Widerspruch war in vollem Umfang entsprochen worden. Ich bekam die Erwerbsunfähigkeitsrente auf unbefristete Zeit.

Jubel und Erleichterung machten sich in mir breit. Ich war glücklich. Mein Arbeitgeber war zufrieden. Und meine Eltern in Dresden betranken sich an diesem Tag vor lauter Glück. Ich war der jüngste Rentner in der Familie. Sie witzelten, dass ich mit meiner 77-jährigen Oma jetzt im Restaurant gemeinsam den Seniorenteller bestellen könne.

Genau vor sieben Jahren hatte meine Krankheit begonnen, und nun hielt ich den Rentenbescheid in der Hand. Ich war froh, dass ich zehn Jahre im öffentlichen Dienst gearbeitet hatte. Das sicherte mir, neben der gesetzlichen Rente, noch einen Anspruch auf eine Rente aus der Zusatzversorgungskasse. Wäre ich als Fotomodell durch die Studios getingelt, dann hätte ich meine sechzig Kalendermonate nicht zusammenbekommen, die man für eine Anwartschaft auf Versorgungsrente braucht. Irgendwie hatte ich die richtigen Eingebungen gehabt, und ich hatte mit meinem Rentenantrag auch gerade noch den richtigen Zeitpunkt abgepasst. Denn am 1.1.2001 trat das neue Rentengesetz in Kraft, und dieses sollte auf keinen Fall günstiger sein als das alte.

◆ ◆ ◆

Der Rentenbescheid war mein Ticket in die Freiheit. Ich war einunddreißig Jahre alt und der Frondienst vorbei. Es ist eine Gnade, morgens aufzuwachen und sagen zu können: »Der Tag ist mein«. Es gab für mich kein Müssen mehr. Rentner sein, das heißt unabhängig sein. Jetzt würde ich nie mehr von einem Chef sexuell belästigt werden. Ich musste niemanden mehr um Urlaub bitten.

Mein Job hat mir nie wirklich Freude gemacht. Die *vita contemplativa* entspricht mehr meinem Naturell als die *vita activa*. So betrachtet, war die Rente das Beste, was mir passieren konnte. Meine Freundin Sabine, eine Psychologin, meinte sogar, ich hätte mir meine Krankheit »selbst ausgesucht«, um nicht mehr arbeiten zu müssen. Das ist allerdings eine Unterstellung. Denn wenn ich die Wahl hätte zwischen einem Leben, bestehend aus 365 Urlaubstagen im Jahr mit Multipler Sklerose, und einem Leben mit einem fünfmal Acht-Stunden-Arbeitstag pro Woche in einer Kohlenmine ohne Multiple Sklerose, so würde ich mich für Letzteres entscheiden. Aber nun war die Krankheit einmal da, und ich machte das Beste daraus.

Bei schönem Wetter ließ ich mich von der S-Bahn gratis ins Grüne schaukeln. Ein Schwerbehinderter mit dem Merkzeichen »G« im Ausweis genießt freie Fahrt in allen öffentlichen Verkehrsmitteln. Ich kann keine weiten Strecken mehr laufen, aber es stehen ja überall Bänke. Ich kann stundenlang mit einem Buch unter rauschenden Baumwipfeln sitzen oder am Ufer des Starnberger Sees liegen, es wird mir nicht langweilig. Am späten Nachmittag, wenn das müde Arbeitsheer aus seinen Büros und Fabriken kommt, fahre ich zurück. Manchmal hat die S-Bahn Verspätung, und alle fluchen, aber mir ist das gleichgültig. Dem Rentner schlägt keine Stunde. Ich verfüge über das, worüber die wenigsten Menschen verfügen: freie Zeit. Jeder beneidet mich darum, aber meine Krankheit will niemand haben.

Und was mache ich bei Regenwetter? Da gehe ich in die öffentlichen Büchereien der umliegenden Gemeinden. Büchereien sind wahre Schatzkammern. Man kann den ganzen Nachmittag dort zubringen. In Büchereien gibt es nicht nur Bücher. Es gibt auch CDs, Zeitschriften und Hörspielkassetten. Und das Tollste ist: Die Ausleihe kostet nichts. Ich kaufe mir schon lange keine Bücher mehr. Wozu die Dinge besitzen, wenn man sie sich leihen kann? Jemand hat mal zu mir gesagt: »Wenn alle so denken würden wie du, dann würde die Wirtschaft zusammenbrechen.« Aber es denken wohl nur wenige so.

Meine Rente ist minimal. Aber ich kann davon leben, weil ich mich materiell auf das Nötigste beschränke. Ich besitze kein Auto, keinen Computer, kein Mobiltelefon. Diese Dinger hasse ich. Wozu muss man immer erreichbar sein? Es hat bis vor wenigen Jahren keine Handys gegeben und die Menschen haben auch kommuniziert. Ich glaube, es ist eher ein Luxus, wenn man sich mit solchen Störfaktoren nicht umgeben muss.

Die Wohnung, in der ich lebe, misst dreißig Quadratmeter. Ein Wohnraum, Kochnische, Bad, kleine Dachterrasse. Mir reicht ein Zimmer. Wozu sich vergrößern? Wir haben nur einen Körper und können uns nie in zwei Räumen gleichzeitig aufhalten.

Ich habe keine teuren Hobbies. Die Tabakindustrie verdient an mir genau so viel wie die Medienbranche: nämlich nichts. Neulich kam eine Nachbarin in meine Wohnung und sagte: »Was? Sie haben keinen Fernseher?«

Nein, einen solchen besitze und benötige ich nicht.

Frage Nummer zwei: »Ja, und was machen Sie dann abends?«

Was ich abends mache? Also: Bücher lesen, Tagebuch schreiben, Gymnastik, Yoga, spazieren gehen. Alles zum Nulltarif.

Ich werde auch manchmal von Zeitgenossen gefragt, wie man denn ohne Führerschein leben kann. Meine Antwort: »So gut wie ohne Buckel.«

Dort, wo ich hinkommen muss, fahren mich die öffentlichen Verkehrsmittel hin. Meine Einkäufe erledige ich mit dem Fahrrad, das hält mich fit. Ich bin noch nie in einem Fitnessstudio gewesen. Den Schweißgeruch und die künstliche Beleuchtung dort stelle ich mir grauenhaft vor. Fitness findet bei mir im Freien statt oder daheim auf meinem Teppich.

Ich besitze nur fünf Paar Schuhe, von der Sandale bis zum Winterstiefel, mehr brauche ich nicht. Ich bin kein Tausendfüßler. Diese fünf Paar sind allerdings von bester Qualität, sie halten ewig. Ich kaufe mir keinen kurzlebigen Tand, den man bald wieder neu kaufen muss.

Mode interessiert mich nicht. Ich habe meinen zeitlosen Stil gefunden. Klare Linien, dunkle Töne, wenig Dekor. Ich sehe in meinen zeitlosen Sachen keineswegs ärmlich aus. Ausstrahlung kommt von innen, die kann man sich nicht bei Versace oder in einer Chanel-Boutique kaufen. Dem leeren Gesicht eines leeren Menschen lässt sich auch nicht mittels Lippenstift und Wangenrouge Individualität aufmalen. Geschmack zeigt sich eher im Weglassen-Können als am Glitzereffekt der neuen Haartönung und der Anzahl der Strasssteinchen auf der Gürtelschnalle. Ich brauche das alles nicht.

Ich bin noch nie in New York gewesen. Selbst wenn man mir Geld dafür böte, flöge ich da nicht hin. Ich muss auch nicht die Pyramiden gesehen haben und die Chinesische Mauer. Es reicht mir, wenn ich mir diese in einem Bildband anschaue. Der Anblick der Niagarafälle wiegt für mich die Strapazen, dorthin zu kommen, nicht auf. Mit einer Woche Kanarische Inseln im Januar, Last Minute direkt am Flughafen gebucht, oder einer Woche Ostsee im Herbst ist mein Hunger auf Reisen für das ganze Jahr gestillt. Manchmal blättere ich in einem TUI-Katalog und denke: schön, schön, aber ich brauche das nicht. Die spannendsten Reisen sind die Reisen nach innen.

Meine Spezialität ist das Weglassen, nicht das Hinzufügen. Eine Bekannte fragte mich einmal: »Wenn du alles reduzierst, was bleibt denn dann noch übrig?«

Die Essenz, denke ich, das Wesentliche. Wenn die Geräusche weg sind, ist endlich Stille.

Was ist mir wirklich wichtig? Saubere Luft, genügend Schlaf, Bewegung, Bücher, Massagen und die Zeit, das alles zu genießen. Ich habe mich schon oft gefragt, warum die Nonnen so glatte, faltenfreie Gesichter haben. Vielleicht, weil sie sich mit Besitz nicht belasten. Wer wenig besitzt, muss wenig bewachen. Die Vielfalt der Dinge verwirrt bloß.

Ich zähle mich zur Berufsgruppe der Lebenskünstler. Manchmal werde ich gefragt: »Ja hast du denn keinen Ehrgeiz?«

Ehrgeiz wozu? Ich wollte nie Karriere machen. Je größer die Verantwortung, desto kleiner wird der Freiraum. Das Einzige, was mich gereizt hätte, wäre die Veröffentlichung meiner Romane gewesen. Es hat nicht geklappt. Vielleicht, weil ich zu sehr auf den Erfolg fixiert war. Erfolg ist wie ein scheues Tier. Er kommt, wenn man ihn nicht jagt.

Es war nicht der Ruhm, der mich interessierte, es war die durch den Erfolg gewonnene Unabhängigkeit. Ein Schriftsteller ist an keinen Arbeitsplatz gebunden. Er kann seine Schreibmaschine unter dem Lindenbaum aufstellen oder auf einer Südseeinsel. Jetzt hatte ich über den Weg der Krankheit mein Ziel erreicht. Nur, dass der Fluss einer monatlich vom Staat gezahlten Rente kontinuierlicher fließt, als sporadische, Marktschwankungen unterliegende Schriftstellertantiemen.

Ich habe das Universum auf Knien angefleht, mit einem Roman doch den Durchbruch zu schaffen. Die Praxis meiner Nervenärztin, welcher ich die Rente verdanke, befindet sich auf der *Roman*straße. Es gibt für mich keine Zufälle. Alles sind sinnvolle Zusammenfälle, Koinzidenzen, Wunder. Das Universum hat mir meinen Romanwunsch erfüllt, wenn auch in abgewandelter Form.

Ich habe großes Glück gehabt. Ich durfte mich mit einunddreißig Jahren aus dem Laufrad bereits ausklinken. Meine Krankheit steht zurzeit still. Und wenn ich ganz großes Glück habe, kann ich der Multiplen Sklerose – diesem nervenfasernfressenden Reptil – ganz den Kopf abschlagen. Ich werde ihm zumindest die Stirn bieten und zu meiner Heilung dazutun, was ich nur kann.

Ich habe jetzt Zeit für meine spirituelle Entwicklung, Zeit für Gedankenexperimente, für die in den Sielen des Erwerbslebens kaum Raum und Muße bleibt.

Was ist meine Lebensaufgabe? Eine Berufung hat jeder Mensch. Ich habe genügend Zeit, das herauszufinden. Vielleicht soll ich ein Buch über die Multiple Sklerose schreiben, meine Erfahrungen mit dieser Krankheit weitergeben. Ich glaube, dass man als Autor nur über die Dinge authentisch schreiben kann, die man von innen kennt.

Hermann Hesse, mein Lieblingsschriftsteller, hat gesagt: »Wenn dir das Schicksal eine Zitrone reicht, mach eine Limonade daraus.«

TEIL 3

WARUM HABE ICH MULTIPLE SKLEROSE?

Warum habe ich Multiple Sklerose? – Wohl jeder, der mit einer unheilvollen Diagnose konfrontiert wird, stellt sich diese Frage. Warum gerade *ich*? Warum gerade *diese Krankheit*? Warum gerade *an diesem Lebenspunkt*?

Wer sich diese Fragen stellt, ernsthaft stellt, begibt sich auf einen Weg. Und dann kann Krankheit sinnvoll und Unheil heilsam werden, dann kann uns unsere persönliche Katastrophe zur Erleuchtung führen.

Was ist die Multiple Sklerose?

Sie ist eine Erkrankung des Zentralnervensystems, bei der es zu Entzündungen an vielen, also »multiplen« Stellen des Gehirns und des Rückenmarks kommt. Nach Ablauf der Entzündung können diese Herde verhärten, was fachsprachlich »sklerotisieren« heißt.

Unsere Nerven werden – vergleichbar mit elektrischen Kabeln – von Hüllen umgeben, den Markscheiden oder Myelinscheiden genannt. Dieses Myelin, eine fetthaltige Substanz, dient der Isolierung der Nerven. Je dicker diese Myelinschicht ist, desto schneller können die Nerven die Impulse vom Gehirn weiterleiten. Bei der Multiplen Sklerose wird die Myelinschicht zerstört. Sklerotisches Nervengewebe kann den Informationsfluss nicht mehr oder nur noch verlangsamt weiterleiten. Das führt zu den typischen MS-Symptomen wie Sehstörungen, Bewegungseinschränkungen, zu Schwäche und Lähmung in den einzelnen Gliedern.

Vor rund hundertfünfzig Jahren trat die Multiple Sklerose erstmals in Europa und Nordamerika auf, davor war sie unbekannt. Diese Krankheit beginnt meist zwischen dem zwanzigsten und vierzigsten Lebensjahr, Frauen sind häufiger betroffen als Männer.

Es gibt bei der Multiplen Sklerose verschiedene Verlaufsformen. Den schubförmigen Verlauf, bei dem es zu vereinzelten Schüben kommt, die sich meist vollständig wieder zurückbilden, und den chronisch-progredienten Verlauf. Letzterer ist die ungünstigere Variante. Er gleicht einer schleichenden Talfahrt, bei der die Kräfte immer weniger werden und die Behinderungen immer mehr. Manchmal geht ein schubförmiger Verlauf nach ein paar Jahren in eine chronisch fortschreitende Form über. In einigen glücklichen Fällen kommt die Krankheit nach ein paar Schüben ganz zum Stillstand – sie brennt dann aus, wie man sagt.

Die Multiple Sklerose tritt nicht an allen Orten der Welt auf und nicht in gleicher Häufigkeit. In den nördlichen Ländern, zum Beispiel Skandinavien, kommt sie häufiger vor als in den südlichen Ländern, wie zum Beispiel den Mittelmeerländern. Je weiter man vom Äquator entfernt lebt, umso höher ist das Risiko an MS zu erkranken. In den tropischen und subtropischen Zonen sowie in Asien und Afrika tritt die MS nur sehr selten auf. Interessant ist: Die ärmsten Länder der Welt haben den geringsten Anteil an MS-Kranken!

Bestimmte Bevölkerungsgruppen scheinen gegen diese Krankheit immun zu sein. Unter den Sinti und Roma, den Eskimos und den Bantus in Afrika ist die Multiple Sklerose völlig unbekannt.

Je nachdem, welche Stellen im Gehirn und Rückenmark von MS-Herden betroffen sind, können ganz unterschiedliche Störungen auftreten: Sehprobleme, Missempfindungen auf der Haut (wie Kribbeln und Taubheit), Schwindel, Brechreiz, Zittern, Gleichgewichts- und Koordinationsstörungen, Konzentrationsschwierigkeiten, Steifheit und Kontraktionen der Muskeln, Harnblasenprobleme, seltener auch Gesichtslähmungen und Trigeminus-Neuralgien. Fast immer geht die Multiple Sklerose mit Müdigkeit und Energiemangel einher.

Die Multiple Sklerose ist eine sehr tiefgreifende und zugleich individuelle Krankheit, und es gibt nicht zwei Menschen, die exakt dieselben Symptome haben. Weil ihre Verlaufsformen so vielfältig sind, nennt man die Multiple Sklerose auch die »Krankheit mit den tausend Gesichtern«. Die Ursache dieser heimtückischen Krankheit ist bis heute noch nicht geklärt. Das macht sie geheimnisvoll. Experten vermuten einerseits eine Infektion durch ein noch unbekanntes Virus. Untersuchungen des Immunsystems legen andererseits nahe, dass die MS eine Autoaggressionskrankheit ist. Vielleicht rankt sich um diese rätselhafte Krankheit ein ganzes Geflecht von Ursachen. Sicher wird die Multiple Sklerose die Forscher noch viele Jahrzehnte beschäftigen.

♦ ♦ ♦

Warum bekommen manche Menschen MS und andere nicht?

Die Krankheit ist bei mir zu einem Zeitpunkt ausgebrochen, als ich meinen Weg verlassen habe, als ich mit mir selbst nicht im Reinen war. In Zeiten großer Belastung und innerer Konflikte ist unsere Immunabwehr geschwächt. Wäre ohne die Affäre mit meinem Chef damals, die MS nicht ausgebrochen? Möglicherweise ruht der Keim dieser Krankheit in vielen Menschen, er macht sich aber nicht bemerkbar, weil die Abwehrkräfte des Körpers ihn in Schach halten. Das erklärt die vielen Fälle von so genannter »stummer MS«. Bei der Obduktion von Verstorbenen werden manchmal zufällig MS-Herde im Gehirn gefunden, obwohl der Betroffene zu

Lebzeiten keinerlei Symptome aufwies. Manche Menschen haben MS und merken ihr Leben lang nichts davon.

Die Affäre mit meinem Chef war mit Sicherheit der Auslöser meiner Krankheit. Aber der Auslöser ist nicht die Ursache einer Krankheit, genauso wenig wie der Tag der Diagnosestellung deren wirklicher Beginn ist.

Rückblickend kann ich sagen, dass ich mit achtzehn Jahren bereits meine ersten MS-Symptome spürte. Vorübergehende Sehstörungen, manchmal ein Kribbeln in meinem linken Arm und Bein. Ich bin schon immer schnell erschöpft gewesen und habe Hitze und Sonne auffällig schlecht vertragen. Es waren die ersten »Anklopfer« der MS. Diese Krankheit war als tickende Zeitbombe schon in mir angelegt, bevor sie sechs Jahre später aus ihrem Dornröschenschlaf erwachte – und ähnlich wie ein Funken in einer Kiste Dynamit explodierte.

Jeder menschliche Körper hat eine Schwachstelle, eine bestimmte Disposition, die ihn für bestimmte Krankheiten anfällig macht. Der eine neigt zu Bluthochdruck, dem anderen schlägt alles auf den Magen, ein Dritter »hat es im Kreuz«. So wie eine Kette an ihrem schwächsten Glied reißt, so macht sich eine Stresssituation oder ein Missbrauch des Körpers auch dort bemerkbar, wo er am anfälligsten ist. Für seine Schwachstelle kann jeder so viel wie für seine Augenfarbe: nichts. Sie ist uns auferlegt.

Meine besondere Schwachstelle waren schon immer meine Nerven. Laute Musik, hupende Autos, schreiende Kinder – damit kann man mich foltern. Ich hatte schon als junger Mensch sensitive Fähigkeiten (Hellsehen, Hellfühlen, Präkognition). Sensitive Fähigkeiten gehen meist mit überfeinerten Nerven einher.

Ein Diamant verbrennt,
genau wie ein empfindsamer Mensch.
Ein Kieselstein übersteht,
woran der Diamant zugrunde geht.

So lauten ein paar Zeilen in einem Schlager von Peter Cornelius.

Diese Geräuschempfindlichkeit lässt sich auch nicht mit positivem Denken wegpusten. Dagegen ist sie so resistent wie eine zum Haarwuchs beschworene Glatze.

»Sei doch nicht so empfindlich!« … »Ach, was dich alles stört!« – So und anders lauten die unsensiblen Kommentare der Unwissenden.

Mit meiner Disposition war es gewissermaßen bloß folgerichtig, dass ich schließlich an den Nerven erkrankte. – Aber warum habe ich gerade Multiple Sklerose bekommen und nicht Epilepsie oder Parkinson oder eine andere Nervenkrankheit?

♦ ♦ ♦

Jede chronische Krankheit – wozu ich keine vorübergehende Erkältung oder akute Blinddarmentzündung etc. zähle – hat ihren sichtbaren und ihren unsichtbaren Beginn. Der sichtbare Beginn ist der Tag, an welchem die ersten Symptome auftreten. Der unsichtbare Beginn reicht weiter, viel weiter zurück. Er führt uns zu unserer Wurzel, liegt in unserer Seinsstruktur begründet.

Es geschieht nichts ohne Grund. Jede Krankheit ist ein sinnhaftes Geschehen und war, bevor sie sich im Körper manifestieren konnte, als Disharmonie, als Ungleichgewicht in unserem Geist schon vorhanden. Unser Körper spiegelt nur unser Bewusstsein wider. Nach Samuel Hahnemann, dem Begründer der Homöopathie, ist jede Erkrankung eine Verstimmung der inneren Dynamis, des Lebenskräfte-Waltens.

»Krankheiten fallen nicht vom Himmel« … »Jeder bekommt die Krankheit, die zu ihm passt« – Solche Sätze hören die meisten Menschen nicht gern, weil sie als Grund für ihre Krankheit gern einen Sündenbock suchen: Entweder sind die Bazillen schuld, die Umwelteinflüsse, das schlechte Erbgut oder die blinde Willkür eines unberechenbaren Schicksals. Mit diesen Schuldprojektionen ist jeder die Verantwortung für seine Lage erst mal los. Diesen groteskesten Satz habe ich mal aus dem Mund eines MS-Kranken gehört: »Die Pharmazeuten sind schuld, weil sie gegen unsere Krankheit noch kein Heilmittel gefunden haben.«

Jeder bekommt genau die Krankheit, die seinem inneren Problembereich entspricht. Nicht im Sinne von Strafe, sondern im Sinne einer sinnhaften Entsprechung von innen und außen. »Alles Sichtbare ist nur ein Gleichnis für das Unsichtbare«, bringt es Hermann Hesse mit neun Worten treffend auf den Punkt.

Warnung an den Leser: Hier verlässt mein Buch seine rationalen Pfade. Wem dieses Kapitel zu »unwissenschaftlich« ist, der sollte es ruhig überblättern. Es sind meine Gedanken, ich erhebe keinen Anspruch auf deren Richtigkeit. Ein Leser möge sich aus jedem Buch nur das für ihn Brauchbare herausziehen und das Unverwertbare ausscheiden, wie es auch unser Darm tut.

◆ ◆ ◆

Ich beschäftige mich schon seit vielen Jahren mit der Esoterik. Der Wortstamm *eso* geht auf das Griechische zurück und bedeutet »innerhalb, drinnen«. Esoterik ist demnach die innere Lehre, im Gegensatz zur Exoterik der äußeren.

Ein Teilbereich der Esoterik ist die Astrologie. Wirkliche Astrologie hat nichts mit dem Schwachsinn zu tun, der in den Boulevardzeitungen als Tages-, Wochen- oder Monatshoroskop abgedruckt wird. Das ist pauschalisierender Verblödungskäse. Er hat mit der astrologischen Lehre so viel gemein, wie ein Zauberkünstler auf der Bühne, welcher Kaninchen aus seinem Zylinder zaubert, mit einem echten Magier. Leider haben diese Horoskope die Astrologie verunglimpft und aus einer einst königlichen, nur wenigen Eingeweihten zugänglichen Wissenschaft, einen trivialen Volkssport gemacht.

Man findet zwischen all den Senfkörnern auf dem esoterischen Markt – Passt Stierfrau zu Schützemann und so weiter –, zuweilen auch einmal eine Perle. Eine dieser Perlen ist das Buch »Lebenshilfe Astrologie« von dem Psychoanalytiker Fritz Riemann, aus welchem ich im Folgenden auch zitieren werde.

♦ ♦ ♦

Der Astrologie liegt die Philosophie zugrunde, dass jeder Mensch im Kleinen, als Mikrokosmos, den ganzen Makrokosmos in sich trägt. »Wie oben so unten – wie innen so außen« heißt ein zeitloses esoterisches Gesetz. Das Große spiegelt das Kleine wider, der Mikrokosmos den Makrokosmos. »Das was oben ist, entspricht dem unten«, schrieb Hermes Trismegistos, der Stammvater der Esoterik, auf seine smaragdene Tafel. Die Astrologie ist die Lehre von diesen Entsprechungen. Astrologisches Denken vollzieht sich in Analogien und Symbolen.

Im Altertum kannte man sieben klassische Planeten: Sonne, Mond, Mars, Merkur, Jupiter, Venus, Saturn. Später wurden noch drei andere entdeckt: Uranus, Neptun, Pluto.

In der Antike, bei den Griechen und Römern, wurden diese Planeten als Göttergestalten personifiziert. Da hieß Jupiter Zeus, Mars Ares, Venus Aphrodite, Merkur Hermes und Saturn war Chronos, der Gott der Zeit. Jedem der sieben klassischen Planeten wird in der Symbolik eine Farbe, ein Metall und ein Wochentag zugeordnet.

Die Planeten symbolisieren bestimmte Urprinzipien, verschiedene Wirkkräfte im Kosmos oder psychologisch ausgedrückt: Jeder Planet entspricht einer psychologischen Komponente in unserer seelischen Struktur. Die Astrologie beschäftigt sich mit diesen Urprinzipien. Sie erkennt einen Zusammenhang zwischen den charakterologischen Merkmalen eines Menschen und der Planetenkonstellation zur Stunde seiner Geburt.

Ich werde hier nichts über Horoskope schreiben, das ist für unsere Betrachtung der Multiplen Sklerose völlig uninteressant. Hauptgegenstand dieses Kapitels soll der Planet Saturn sein, oder genauer gesagt: das durch Saturn repräsentierte Urprinzip.

Saturn ist einer der sieben alten Planeten. Seine Umlaufzeit um die Sonne beträgt 29,5 Jahre. Etwa alle sieben Jahre steht er in einem interessanten Verhältnis zu seiner Anfangsposition. Damit sind meist gewisse Einschnitte im Leben des Betroffenen verbunden. Wenn ich im Folgenden über Saturn schreibe, meine ich nicht den konkreten Himmelskörper, also seine Masse, seine Dichte usw. Ich beziehe mich auf das durch Saturn repräsentierte Urprinzip.

In der Alchimie symbolisiert Saturn den Prozess der Fäulnis (im Gegensatz zu Merkur, dem Prinzip des Kochens). Das dem Saturn alchimistisch zugeordnete Metall ist das Blei. Als Wochentag wird diesem Planeten der Samstag zugeordnet. Im Englischen heißt Samstag *saturday,* also Saturntag. Bei den Juden ist der Samstag der letzte Tag der Woche, der Sabbat.

Saturn symbolisiert das Feste, im Gegensatz zum Flüchtigen, er symbolisiert das Prinzip der Abgrenzung, der Verdichtung, der Zusammenziehung und der Stagnation. Saturn ist der Planet der Grenzen und der Zeit.

Fritz Riemann schreibt:

> »Gehen wir vom saturnischen Grundprinzip der Kontraktion aus, ist es wohl einfühlbar, dass es Stabilität, Widerstandskraft vermittelt und damit ein Element der Dauer symbolisiert. Und es ist weiter verständlich – analogisch gedacht –, dass ein Zuviel dieser Kraft Verhärtung, Starre, Verlangsamung mit sich bringt [...].«
>
> (Riemann, F., *Lebenshilfe Astrologie,* Pfeiffer bei Klett-Cotta, Stuttgart 1999, S. 24)

Saturn repräsentiert das Starre und Unbewegliche, er betont das Prinzip der Notwendigkeit im Gegensatz zu dem der Freiheit. Fritz Riemann schreibt weiter:

> »›Zuviel‹ Saturnisches führt dementsprechend zu Härte, Strenge, Starre und Unnachgiebigkeit, Undurchlässigkeit; das Zurückhalten wird dann zum Trotz, die Sparsamkeit zum Geiz.«
>
> (Riemann, F., *Lebenshilfe Astrologie,* Pfeiffer bei Klett-Cotta, Stuttgart 1999, S. 25)

Saturn steht für Hemmung und Widerstand, er wird mit Begrenzungen aller Art und Behinderungen in Zusammenhang gebracht. Er gilt auch als Planet des Rückzugs und der Isolation.

In der Mythologie repräsentiert Saturn den Gott des Todes und der Auflösung, den »Hüter der Schwelle«, an dem jeder irgendwann einmal vorbei muss. Fritz Riemann schreibt dazu:

> »Die Beziehung Saturns zum Tode ist nach alledem wohl nachfühlbar: Verlangsamung der Lebensvorgänge, Festhalten am Gegebenen, Ausweichen vor der Wandlung – dem Urgrund alles Lebendigseins und aller Weiterentwicklung – bis zum Stillstand liegen auf der Linie des Sterbens im weitesten Sinne, führen zur Erstarrung und unbeweglicher Unveränderlichkeit.«
>
> (Riemann, F., *Lebenshilfe Astrologie,* Pfeiffer bei Klett-Cotta, Stuttgart 1999, S. 191 f.)

Auf Abbildungen wird der düstere Planetengott Chronos stets mit einer Sense oder Sichel in seinen Händen dargestellt, er ist der »Schnitter« am Ende der Zeit.

Das Wort Satan ist mit dem Wort *Satur* verwandt, das mit den Mächten der Finsternis in Zusammenhang gebracht wird. In der christlichen Religion ist Satan der Widersacher, der in Opposition zu den hellen Christuskräften steht. Nach einer okkulten Lehre wurde die Materie aus der Seelensubstanz des gefallenen Urgeistes Satana geschaffen.

Die dem Saturn zugeordnete Farbe ist Schwarz. Schwarz ist eigentlich gar keine Farbe, es ist das Fehlen aller Farben, die absolute Reduzierung. Die Farbe Schwarz wird hauptsächlich mit Tod und Trauer in Verbindung gebracht. Schwarz isoliert und schirmt ab; durch eine Bleischürze dringen nicht einmal Röntgenstrahlen. Leider wird die Farbe Schwarz meist nur mit Negativem assoziiert: das schwarze Schaf, der schwarze Peter im Kartenspiel, ein Name erscheint auf einer schwarzen Liste …

Es gibt keine »guten« und »schlechten« Planeten, genauso wenig wie es gute und schlechte Farben oder gute und schlechte Töne einer Tonleiter gibt. Astrologie wertet nicht. Jeder Planet erfüllt seine Rolle im ganzen Spektrum, wie einzelne Instrumente es in einem großen Orchester tun. Das Knochengerüst (Saturnprinzip) ist für unseren Körper genauso wichtig wie das Herz (Sonnenprinzip).

Saturn hat einen Bezug zum Mineralischen, Kristallinen. Bei Riemann heißt es:

> »Das Zuviel an festigenden Einflüssen führt im Bereich des Organischen zu Verhärtung, Verkalkungserscheinungen und zur Verlangsamung biologischer und organischer Abläufe.«
>
> (Riemann, F., *Lebenshilfe Astrologie,* Pfeiffer bei Klett-Cotta, Stuttgart 1999, S. 25)

Dem Saturn zugeordnete Krankheiten sind vor allem Erkrankungen des Stützapparates, Kristallisationsprozesse im Körper, Steinbildungen, Degenerationskrankheiten sowie alle Sklerosen.

♦ ♦ ♦

Menschen mit dominierendem Saturneinfluss – ich nenne sie auf den folgenden Seiten die »saturnischen Menschen« – haben eine ängstlich begrenzte Grundeinstellung zum Leben und zeichnen sich durch ein übermäßiges Verlangen nach

Ordnung, Form und Struktur aus. Sie lieben das Feststehende im Gegensatz zum Wandelbaren, sie schätzen Disziplin und Konstanz.

Saturnisch geprägte Menschen gleichen Steinböcken, die auf kargen Hügeln grasen. Sie verfolgen zäh und ausdauernd ihre Ziele. Durch ihre Beharrlichkeit erreichen sie oft viel im Leben, weil sie nicht aufgeben und sich absolut nicht von ihren einmal gefassten Plänen abbringen lassen. Was sie beginnen, führen sie gewissenhaft zu Ende, was sie tun, das tun sie richtig.

Bei Riemann ist zu lesen:

> »Im Gegensatz zu Jupiter mit seinem Streben nach lebendiger Ganzheit und Vollständigkeit ist Saturn auf Vollkommenheit ausgerichtet, auf einen Perfektionismus, der das jeweils Angestrebte in dessen Grenzen zu höchster Vollendung bringen will.«
>
> (Riemann, F., *Lebenshilfe Astrologie,* Pfeiffer bei Klett-Cotta, Stuttgart 1999, S. 188)

Saturnische Menschen zeichnen sich durch ihren eisernen Willen aus und durch ihre unbeugsame Härte gegen sich selbst. Sie sind pünktlich und zuverlässig, sie halten sich im Geschäftsleben strikt an Abmachungen und Termine, die Pflicht wird von ihnen höher eingeschätzt als die Lust. Weil sie für sich selbst Perfektion anstreben, erwarten sie das auch von anderen.

So geprägte Menschen lieben ihre eingefahrenen Wege. Sie halten an ihren Prinzipien und Standpunkten, an einer einmal gefassten Meinung oft ihr Leben lang fest. Sie brauchen Gewissheit. Sie halten viel von Logik, und je eindeutiger eine Sache ist, desto wohler fühlen sie sich.

Saturnische Menschen sind unflexibel. Sie können sich wechselnden Bedingungen und neuen Situationen nur schwer anpassen. Sie legen Wert auf Traditionen, sie vertrauen auf das Alte, das Bewährte, sie setzen auf den Status quo. In ihren Partnerschaften suchen saturnische Menschen Dauer und Beständigkeit. Sie lassen ihrem Partner wenig Raum zum Experimentieren. Weil sie selbst in einem emotionalen Gefängnis leben, macht ihnen die Freiheit der anderen Angst. Saturnische Menschen neigen dazu, ihre Partner zu kontrollieren und festzulegen. Sie stellen »emotionale Pfandbriefe« aus. Viele saturnische Menschen lassen sich gefühlsmäßig auf gar nichts ein. Haben sie sich allerdings einmal für einen Partner entschieden, dann lassen sie diesen nur schwer wieder los. Sie betrachten ihren Partner gern als ihren Besitz. Sie sehen das Universum als eine Ansammlung fester Teile. Dinge sind ihnen wichtiger als Verbindungen. Der Schwerpunkt saturnischer Menschen ist das Nehmen, weniger das Geben, was prinzipiell auf ihrer Linie des Zusammenziehens und Ansichziehens liegt.

In Gesellschaft sind saturnische Menschen meist gehemmt. Sie legen großen Wert auf Abgrenzung und Privatsphäre. Im Umgang mit anderen haben sie etwas Distanziertes, Unverbindliches. Sie sind häufig intolerant, auch wenn sie das gut zu verbergen wissen. Ein Gefühl von Isolation, von Abgetrenntsein begleitet sie überallhin. Oft sind saturnische Menschen ausgesprochene Einzelgänger. Sie ziehen eine eremitenhafte Abgeschiedenheit dem Zusammensein mit anderen vor.

Saturnisch geprägte Menschen fühlen sich zu solchen Berufen hingezogen, die ihnen Sicherheit versprechen. Man findet sie in Behörden, öffentlichen Verwaltungen, Archiven, auch in Museen und Bibliotheken, wo es viel zu systematisieren und katalogisieren gibt.

Im Prinzip ist dieser Menschentyp in allen Sparten anzutreffen. Aber selten sind saturnische Menschen große Forscher oder Revolutionäre. Innovation ist nicht ihre große Stärke, außerdem scheuen sie das Risiko.

In ihrer Wohnung bevorzugen saturnische Menschen eine nüchterne, zweckmäßige Einrichtung, ohne barocke Fülle und ohne ausgestelltes Beiwerk. Diese Einrichtungsvorliebe entspricht ihrem kargen, asketischen Lebensstil. Sie lieben die Ordnung, das Chaos ist ihr ärgster Feind.

Der so geprägte Menschentyp zieht blütenlose, widerstandsfähige Pflanzen üppig blühenden Gewächsen vor. Sie mögen Farne, Efeu und Stechpalmen. In einer kargen Vegetation, wie in der Wüste oder Moorlandschaft, fühlen sie sich wohler als im wildwuchernden Dschungel. Ich hatte 1998 eine Affäre mit einer stark saturnisch geprägten Frau – Regina – sie hatte keine Pflanzen in ihrer Wohnung, nur Plastikgummibäume.

Ihren Urlaub verbringen saturnische Menschen – sofern sie überhaupt verreisen – gern immer am selben Ort. Sie suchen das Bekannte und Vertraute, alles Unvorhersagbare macht ihnen Angst. Bevor saturnische Menschen in den Ferienflieger steigen, versichern sie sich gegen alle Eventualitäten, wie Kofferdiebstahl, Reiserücktritt, Krankheitsfall usw. Am Urlaubsort halten saturnische Menschen starr an ihren Gewohnheiten fest. Sie essen in den Lokalen, die sie schon kennen. Sie legen sich am Swimmingpool auf die Liege, auf der sie immer liegen. Ist diese Liege einmal, wenn sie kommen, besetzt, irritiert sie das. Saturnische Menschen nehmen es auf sich, vor Frühstück und Sonnenaufgang schnell zum Pool zu sprinten und mit einem Handtuch ihr Revier zu markieren. Saturnische Menschen essen immer zur gewohnten Zeit, auch dann, wenn sie keinen Hunger haben.

Wenn etwas Neues an sie herantritt, reagieren saturnische Menschen erst mal mit Widerstand. Überraschungen sind eher unwillkommen. Jedes Abweichen vom Gewohnten bereitet ihnen Unbehagen. Sie lieben es, wenn ihre Tage in gleichförmiger Routine verlaufen. Saturnische Menschen sind wenig spontan. Umdisponieren und improvisieren liegt ihnen nicht. Ihr Bedürfnis nach Absicherung, ihre Abwehr gegen alles Neuen entspringt ihrer tief verwurzelten Angst vor Hingabe und Auflösung. Indem saturnische Menschen diese Festungen um sich errichten, hoffen sie sich dem Wandel entziehen zu können. Fritz Riemann schreibt:

> »Saturnprobleme sind Probleme der Elastizität, der Durchlässigkeit, der Angstüberwindung und letztlich der Bereitschaft zur Wandlung.«
>
> (Riemann, F., *Lebenshilfe Astrologie,* Pfeiffer bei Klett-Cotta, Stuttgart 1999, S. 189)

Saturnischen Menschen fehlt es am kindlichen Urvertrauen in das Leben. Sie können sich nicht vergessen, fallen lassen, mit dem Fluss schwimmen, einfach sehen und abwarten, was geschieht. Sie können sich nur schwer ihrem Schicksal ergeben. Und weil sie dieser alles lenkenden Macht nicht vertrauen, brauchen sie ihre Pläne und festen Programme, ihren Rahmen und ihr starres Schema. Alles, was sie nicht kontrollieren können, macht ihnen Angst.

Dieser Menschentyp kann sich nicht dem Augenblick überlassen. Entweder lebt er in der Zukunft oder in der Vergangenheit, denn diese glaubt er zu besitzen. Er hat die Vorliebe, jeden Urlaub, jede Feier, jeden Liebespartner auf Foto oder Videokassette zu konservieren und damit haltbar zu machen, wie eine in Zellophan eingeschweißte Dauerwurst.

♦ ♦ ♦

Den hundertprozentig saturnischen Menschen, wie ich ihn auf den vorangegangenen Seiten zu skizzieren versucht habe, gibt es nicht. Denn in einer solchen Kreatur würde kein Blut mehr kreisen, sie wäre ein Automat, ein zu Kalk geronnener Zellblock; das Leben hätte sich in ihr selbst ausgelöscht.

Jeder Mensch trägt als Mikrokosmos den gesamten Makrokosmos in sich. Wir sind alle Mischtypen. In jedem Menschen sind alle Urprinzipien enthalten, allerdings in unterschiedlichen Abstufungen. So gibt es Menschen mit leichtem saturnischen Einschlag und solche, bei denen das Saturnprinzip stärker ausgeprägt ist, wozu auch die Verfasserin dieses Buches zählt. Jeder Mensch ist aus allen Grundbausteinen zusammengesetzt. Überwiegt eine Tendenz, gibt es von einem Baustein zu viel im Lebenskräfte-Walten, so kann sich das in einer zu diesem Urprinzip passenden Krankheit manifestieren. Saturn zieht eine Verhärtungskrankheit an sich, so wie ein hitziger, unter feurigen Mars-Kräften stehender Mensch wohl eher zu Bluthochdruck und Herzinfarkt neigt.

♦ ♦ ♦

Ich hatte schon als Kind eine besondere Affinität zu dem dunklen Planeten Saturn. Zu einer Zeit, als ich noch nichts von Astrologie und Urprinzipien wusste, als ich noch nicht einmal lesen und schreiben konnte, habe ich mich schon in einer reizarmen, ruhigen Umgebung am wohlsten gefühlt. Bloß nicht zu viel Getümmel! Rummelplätze waren mir ein Gräuel. Ich mochte bunte Gummibärchen nicht, aber Lakritze und schwarze Salmiakpastillen konnte ich handvoll in mich hineinschaufeln. Saturn suchte bereits Saturn.

Um mein einundzwanzigstes Lebensjahr herum habe ich mir mit einem Schlag fast nur noch schwarze Sachen gekauft. Meine Vorliebe für Schwarz hält bis heute an. In meiner Wohnung gedeihen Efeu und Stechpalmen in schwarzen Keramikübertöpfen. Wer bei mir zum Essen eingeladen ist, muss von schwarzen Tellern essen. Schwarze Dessous und schwarzer Nagellack gehören zu meiner Grundausstattung, wie Mutternschlüssel und Schraubenzieher in den Werkzeugkasten eines Fahrradmechanikers.

Mich bedrückt diese Farbe nicht, sie macht mich auch nicht depressiv oder niedergeschlagen. Schwarz wirkt auf mich so wohltuend wie ein aufgeräumter leerer Schreibtisch. Meine Vorliebe für Schwarz entspringt meinem Bedürfnis nach Klarheit, Übersicht, nach Beschränkung auf das Wesentliche.

♦ ♦ ♦

Nach diesem Ausflug in die Astrologie und Farbenlehre komme ich zu unserem Hauptthema zurück. Was hat der Planet Saturn mit der Krankheit Multiple Sklerose zu tun?

Das Krankheitsbild der Multiplen Sklerose und das durch Saturn repräsentierte Urprinzip liegen vertikal auf einer Linie. In der überlieferten Symbolik ist Saturn der Planet der Grenzen und Behinderungen. Gerade ein MS-Kranker bekommt seine Grenzen jeden Tag überdeutlich zu spüren. Der Schweregrad seiner Behinderung bestimmt seinen Lebensradius. Eine Krankheit wie die Multiple Sklerose zwingt einen Menschen, sich ganz bewusst mit dem Saturnprinzip auseinander zu setzen.

Unsere Symptome sprechen eine überdeutliche Sprache.

Bei Goethe heißt es:

> »Man suche nur nichts hinter den Phänomenen; sie sind selbst die Lehre.«

Einige der häufigsten Symptome der Multiplen Sklerose sind Steifheit, Verlangsamung, Kontraktion (Zusammenziehung) der Muskeln, Schwäche. Fast alle MS-Kranken klagen über »bleischwere Beine«. Das Blei ist ja das Metall des Saturn. Es ist das Symbol für Schwere überhaupt. Oft klagen MS-Kranke über ein Korsettgefühl am Rumpf, sie fühlen sich wie »eingeschnürt«, sie spüren ihr Gefängnis fast körperlich. Ein häufiges Handicap aller MS-Kranken sind Blasenstörungen und Verstopfung. Diese Probleme sind Probleme des »Festhaltens und Nicht-loslassen-Könnens«. Sie können das Leben nicht »fließen« lassen. Sehr oft bleibt in der Blase eines MS-Kranken Restharn zurück, welcher als Folge zu Harnwegsinfekten führen kann. Ein anderes typisches MS-Symptom ist der häufige imperative Harndrang. Dieses Problem mahnt den Betroffenen geradezu quälend zum Loslassen.

Konzentrationsstörungen zwingen den Betroffenen seine auf eine einzige Blickrichtung konzentrierte Aufmerksamkeit einmal abschweifen zu lassen, den Fokus seines begrenzten Gesichtsfeldes etwas weiter einzustellen. So therapiert das Schicksal buchstäblich sich selbst.

Das Hauptproblem aller MS-Kranken ist die zunehmende Unbeweglichkeit. Hier findet das Saturnprinzip seinen wohl offenkundigsten Ausdruck. Es kommt zu Paresen (leichte Lähmungen) der einzelnen Gliedmaßen. In den schlimmsten Verlaufsformen der MS ist der Betroffene zu völliger Bewegungslosigkeit verdammt. Er kann nicht mehr allein essen und sich nicht mehr selbst anziehen. Er braucht Pflege rund um die Uhr.

Äußere Unbeweglichkeit korreliert mit innerer Unbeweglichkeit. Bei der Multiplen Sklerose ist die Verbindung zwischen der Schaltzentrale Gehirn und den einzelnen Muskeln gestört. Unser Nervensystem ist für die Kommunikation verantwortlich. Das Myelin, die elastische Schutzhülle um unsere Nervenleitungen, wird bei der MS hart und sklerotisch.

Nicht alle Menschen mit Multipler Sklerose kleiden sich schwarz, und nicht jeder MS-Kranke ist auf den ersten Blick ein kontaktgestörter Eigenbrötler. Der Leser wird an dieser Stelle vielleicht einwenden, wie es möglich sei, dass sich hinter dem umgänglichen MS-Kranken aus seinem Bekanntenkreis eine rigide Saturnstruktur verbirgt.

Was ist Maske und was ist echt? Psychologen wissen: Menschen, die auf den ersten Blick euphorisch wirken, sind oft stark depressiv. Ich gelte in meiner Nachbarschaft auch als »das nette, freundliche Mädel«, bin aber ein selbstgenügsamer Einzelgänger und von den Menschen schnell genervt. Wer trägt schon sein innerstes Wesen offen zur Schau? Wer offenbart seine geheimen Abgründe? So richtig ehrlich ist jeder eigentlich nur vor sich selbst und oft nicht einmal da.

Es handelt sich bei dem von mir beschriebenen saturnischen Menschen nicht um den Knochenmann mit der Sense, sondern um eine *Tendenz*. Die Absicht meines Buches ist es, diese Tendenz aufzuzeigen. Es soll dem Leser helfen, Einsicht in die Natur des eigenen Wesens zu erlangen. Wenn wir die Richtung einmal wittern, einen Zusammenhang erkennen, wird es um uns etwas heller. Licht bedeutet in der Symbolik immer Bewusstsein. Schatten ist dort, wo Bewusstsein nicht ist. Möglich, dass es für unsere Krankheit keine *letzte* Erklärung gibt. Aber wenn man das *Warum* versteht, lässt sich das *Wie* meist besser ertragen.

♦ ♦ ♦

Das Saturnprinzip verkörpert nicht nur negative Eigenschaften. Jeder Planet und Archetyp hat ein helles und ein dunkles Gesicht. Saturns helles Gesicht ist Weisheit, Objektivität, Erkenntnis. Seine stützenden, formgebenden Aspekte bewahren uns davor, dass wir uns in Zerstreuung und der Vielfalt der Erscheinungen verlieren. Die innere Struktur eines Kristalls oder eines Magneten hält das Ganze zusammen. Ohne unser Knochengerüst würde unser Körper zusammenfallen wie ein Zelt ohne Stange. Ohne unsere abgrenzende Haut wären wir ein gallertartiger Klumpen, gleich einer am Strand verwesenden Qualle.

Menschen mit zu wenig Saturngeist werden von den Ereignissen überrollt, von der Überfülle an äußeren Reizen und Sinneswahrnehmungen zerrissen. Sie springen von einem zum anderen. Sie verzetteln sich.

Ohne Saturns konzentrierten Kristallisationswillen wäre ein Schriftsteller nicht in der Lage ein Buch zu vollenden. Schreiben heißt etwas in Form bringen, aus einer Flut von Informationen und Gedanken das für sein Thema Richtige auswählen.

Saturn kann limitierendes Gefängnis sein, aber auch disziplinierende Struktur. Ohne Disziplin und saturnische Zurückgezogenheit kann kein Kunstwerk entstehen, die Kräfte würden sich im Chaos verlieren.

Introversion ist nicht immer ein Fluch. Ein Schriftsteller braucht für seinen schöpferischen Prozess Einsamkeit. Jede Ablenkung stört. Wer schreibt, muss Scheuklappen tragen.

Gelingt es einem Menschen nach zähem Ringen und vielen Schicksalsschlägen das Saturnprinzip aus seinem Schatten zu erlösen, so findet dieser Mensch zu einer tiefen Weisheit und Selbsterkenntnis. Saturn lässt uns zum Kern und Wesen aller Dinge vordringen, zum reinen Dasein. Ein solcher Mensch ist fähig, durch den Schleier der Erscheinungsformen auf deren dahinter liegende Einheit zu blicken. Seine melancholische, oft düstere Stimmung weicht einer inneren Heiterkeit. Er gleicht dem »Eremit« auf der neunten Tarot-Karte, der mit seinem Wanderstab und der Laterne in der Hand unbeirrbar seinen Weg geht. Er lebt aus seiner Mitte, die Gegensätze der Welt zerreißen ihn nicht mehr.

In der buddhistischen Zen-Tradition heißt der Blitz der Erleuchtung *Satori*. Die ersten drei Buchstaben lassen auf eine gemeinsame Wurzel mit dem Wort Saturn schließen. Satori ist das Saturnprinzip in seiner geläutertsten Form.

Saturn ist unser großer Lehrer im Annehmen von Grenzen. Wenn Expansion, also Ausdehnung, in der äußeren Welt nicht mehr möglich ist, zum Beispiel durch Körperbehinderung, dann kann sich der Geist entfalten. Wo das eine abnimmt, wächst das andere. Saturn geht in die Tiefe, an die Urgründe, das Ewige, Unwandelbare. Wenn man einem Menschen alle

Zerstreuungen nimmt, ist er auf sich selbst zurückgeworfen, auf sein *Wesen*tliches.

♦♦♦

Neben Tod und Auflösung symbolisiert Saturn in der Mythologie auch den Vorgang des Alterns und Welkens. Das Alter ist gekennzeichnet durch eine allmählich nachlassende Vitalität, die Verlangsamung aller Stoffwechselvorgänge, dem langsamen Absteigen der Lebenskraft. Die Langsamkeit wird dem Saturn zugeschrieben. Weil er von den sichtbaren Planeten die größte Umlaufbahn hat, bewegt er sich scheinbar am gemächlichsten.

Alte Menschen lassen sich oft auf nichts Neues mehr ein, auch ein typisches Saturnmerkmal. Der MS-Kranke tut dies bisweilen auch. Nicht aus fehlender Neugier, sondern aus einem Zustand der kräftemäßigen Überforderung. Sich auf Neues einlassen erfordert Energie. Das Alte ist schon kaum zu bewältigen. Um sich durch den Tag zu lavieren, muss man vieles ausblenden.

Fritz Riemann schreibt:

> »Wir entziehen uns dann dem Fluss des Lebens und kommen in die Gefahr, zu erstarren, ›saturiert‹ zu werden. Denken wir diese Linie zu Ende, müssten wir [...] dahin streben, alles unveränderlich festzuhalten, was gleichbedeutend wäre mit der Rückkehr zum Anorganischen, zu einer bewegungslosen, unveränderlichen Ruhe, die dem Tod gleichzusetzen wäre.«
>
> (Riemann, F., *Lebenshilfe Astrologie,* Pfeiffer bei Klett-Cotta, Stuttgart 1999, S. 27)

Es gibt in der Tat viele Parallelen zwischen einem alten Menschen und einem MS-Kranken. Gedächtnisstörungen, Inkontinenz, ein zunehmendes Angewiesensein auf fremde Hilfe. Die Strecken, die man mit seinen unsicheren, tapsigen Schritten noch gehen kann, werden immer kürzer. Bänke üben eine magische Anziehungskraft aus. Ich nenne die Multiple Sklerose manchmal auch die »Krankheit des vorgezogenen Alterns«.

Die Grenzen, zwischen denen sich ein alter Mensch und ein MS-Kranker bewegen, werden immer enger. Weil alles so anstrengend geworden ist, lässt man vieles weg. Man verzichtet darauf, wenn man zum Einkaufen geht, das schicke Kleid mit den vielen Knöpfen anzuziehen. Man schlüpft lieber in die bequeme Jogginghose mit dem Gummiband.

Junge Menschen und gesunde Menschen können kräftemäßig aus dem Vollen schöpfen. Ein alter Mensch und ein MS-Kranker muss sich seine Kräfte wie ein Buchhalter weise einteilen.

Man stirbt nicht an Multipler Sklerose, aber der Aktionsradius wird immer kleiner. Ich denke vor jeder abendlichen Unternehmung: *Lohnt sich der Kraftaufwand überhaupt? … Wozu sich abends noch woanders hinbewegen? … Sich zuvor noch die Haare waschen müssen … Es ist doch schon so spät … Und so ein weiter Weg …* Das sind Denkweisen des Alters. Warum ins Kino oder Theater gehen? Man kann sich den Film bequem auf Videokassette ins Haus holen. Und hat man in seinem Leben nicht schon genug Filme gesehen? Apathie breitet sich aus. Ein nur noch auf seine physiologischen Notwendigkeiten reduziertes Leben bietet keine Anregung mehr.

Auch äußerlich ist die Parallele zwischen einem alten Menschen und einem MS-Kranken gut sichtbar. Auf welchen Balkonen stehen die meisten Gehwägelchen und Rollstühle? In Altersheimen und MS-Kliniken! Geht ein junger Mensch am Stock, dann hat er entweder einen Unfall gehabt oder MS.

Alte Menschen sind schnell erschöpft, MS-Kranke auch. Alte Menschen brauchen mittags ihr Schläfchen, MS-Kranken geht das nicht anders. Alte Menschen und MS-Kranke legen sich auch tagsüber immer wieder gern mal hin. Ich bin bereits nach dem Waschen und Aufhängen einer Waschmaschinenladung so erschöpft, dass ich mich zwanzig Minuten hinsetzen und ausruhen muss.

Woher rührt unsere schnelle Ermüdbarkeit? Warum haben MS-Kranke so wenig Energie?

Die indische Yogi-Lehre besagt, dass der Sitz unserer Lebenskraft das Rückenmark ist. Entlang der Wirbelsäule befinden sich unsere sieben Chakren, kreisende Energiewirbel, die unseren feinstofflichen Körper mit Energie versorgen. Wie soll unsere Lebenskraft fließen, wenn ihr Hauptkanal – das Rückenmark – von lauter Narben und Entzündungsherden blockiert ist?

Untersuchungen des Immunsystems legen nahe, dass die MS eine Autoimmunkrankheit ist, bei der alle verfügbaren Kräfte in einem unaufhörlich stattfindenden Abwehrkampf gegen sich selbst verbraucht werden.

Was immer auch der Grund für unseren chronischen Energiemangel sein mag: Ich bin sicher, dass das Fatigue-Syndrom ein sinnvolles Warnsignal unseres Körpers ist, das man nicht ignorieren sollte: »Leg dich hin!« … »Lass den Abwasch jetzt stehen!« … »Du brauchst eine halbe Stunde Pause.«

Diesen Einflüsterungen nachzugeben, zeugt von Achtsamkeit für sich selbst, nicht von Faulheit.

♦ ♦ ♦

Ich beschäftige mich seit drei Jahren mit dem Krankheitsbild der Multiplen Sklerose und bin dabei auf einige interessante Fragekomplexe gestoßen:

Warum zum Beispiel sind fast dreimal so viele MS-Fälle nördlich des 37. Breitengrades zu finden wie südlich davon? Kanada etwa hat die doppelte MS-Rate wie die USA! Warum kommt die Krankheit in den tropischen und subtropischen Zonen so selten vor?

Eine rationale Erklärung wäre, den Grund für diese geographische Verteilung in den konzentrierten Umweltgiften der industrialisierten Regionen zu sehen, in den denaturierten Nahrungsmitteln unserer Supermarktketten und unserem höheren Fleischkonsum.

Ein anderer Kausalzusammenhang könnten die klimatischen Bedingungen sein, eine Erklärung allerdings, die sich bei näherer Beleuchtung selbst ad absurdum führt. Denn paradoxerweise verschlimmern sich bei Hitze und starker Sonneneinstrahlung die meisten MS-Symptome; manche MS-Kranken können nicht mal ein warmes Wannenbad nehmen.

Was macht den im Süden Geborenen gegen die MS so resistent?

Der Süden symbolisiert in der esoterischen Symbolik das Weiche, der Norden das Harte. Der Süden entspricht dem Prinzip der Ausdehnung, der Norden dem der Zusammenziehung, also Kontraktion.

Südländer leben nach einem sinnlicheren Rhythmus. Im Norden regiert der lineare monochronistische Zeitbegriff, im Süden der mehr zyklisch-organische. Während in den nördlichen Industrieländern alles auf Perfektion, Leistung und Wettbewerb ausgerichtet ist, herrscht im Süden das Laissez-faire. Dem Südländer ist seine Siesta mittags heilig!

Wie bei einer Völkerwanderung zieht es die Nordländer in ihrem Urlaub in Kolonnen nach Süden. Unsere Sehnsucht nach dem Süden ist unsere Sehnsucht nach Wärme. Nach Ausdehnung, Leichtigkeit, Licht. Nach Spiel statt Ernst, nach Bauch statt Kopf.

Gibt es einen Zusammenhang zwischen dem entspannten Lebensstil der Südländer und Asiaten und deren geringerem Vorkommen an MS? Als Faustregel gilt: Je näher man am Äquator lebt, desto geringer das Risiko für MS.

Der Äquator symbolisiert unsere warme, pulsierende Erdmitte. Er symbolisiert einen Zustand der Ausgewogenheit, der vollkommenen Balance. Die Tage und die Nächte sind am Äquator gleich lang, exakt zwölf Stunden. Je weiter wir uns von unserer warmen Erdmitte entfernen, zersplittern, verhärten, den Kräften des kalten Intellekts anheimfallen, desto höher das Risiko für Multiple Sklerose, die Krankheit mit »den vielfachen Verhärtungen«. – Eine gewagte Hypothese und doch eine völlig logische/analogische Schlussfolgerung.

Warum haben die ärmsten Länder den geringsten Anteil an MS-Kranken? Menschen, die »von der Hand in den Mund« leben müssen, scheinen – trotz schlechterer hygienischer Bedingungen in ihren Slums – gegen diese Krankheit resistent zu sein. Die reichsten Länder, mit dem höchsten Lebensstandard, haben das höchste Vorkommen an MS! Trotz großer

Vielfalt an Vitaminpräparaten und Nahrungsergänzungsmitteln, die Apotheken und Reformhäuser anbieten.

Diese Beobachtung legt den Schluss nahe, dass die Multiple Sklerose vorwiegend eine Krankheit ist, die die privilegierte Oberschicht und den gehobenen Mittelstand befällt, also uns abgesicherte, sesshafte, saturierte Existenzen. Das Wort *saturiert* leitet sich von Saturn ab und bedeutet so viel wie »gesättigt«.

Warum ist die Multiple Sklerose unter Sinti und Roma unbekannt?

Vielleicht, weil sie ein bewegliches Leben in Freiheit und auf Fahrt führen. Bei diesen Völkern sind noch die Wurzeln eines magischen Denkens erkennbar, jenem Denken, welches unserer kartesianisch-mechanistischen Weltauffassung diametral entgegengesetzt ist.

Warum bekommen also Sinti und Roma eher keine Multiple Sklerose?

Möglicherweise, weil die Krankheit mit den »vielfachen Verhärtungen« bei ihnen nichts vorfindet, was aufzuweichen wäre.

◆ ◆ ◆

Man kann den ganzen Globus absuchen. Man wird viele Kinderkrebskliniken finden, aber keine einzige Kinder-MS-Klinik. Auch Kinder erkranken nicht an Multipler Sklerose.

Sie bricht meist zwischen dem zwanzigsten und vierzigsten Lebensjahr aus, wenn das Haus gebaut, die Form gegossen, der Prozess der Individualisierung abgeschlossen ist.

In der anthroposophischen Lehre von den Sieben-Jahres-Zyklen wird der Verstand im einundzwanzigsten Lebensjahr geboren. Der Mensch erreicht dann die Stufe der Mündigkeit. Genau in der Mitte, auf dem Höhepunkt seiner MS-anfälligsten Zeit, etwa zwischen dem achtundzwanzigsten und fünfunddreißigsten Lebensjahr, erwacht im Menschen das Bestreben nach Konsolidierung, nach Erhalt des Geschaffenen. Saturn hat in dieser Zeitspanne, nach 29,5 Jahren, seine erste Umlaufbahn vollendet. Den Transit dieses Planeten zu seinem Geburtsstand nennen die Astrologen die »Rückkehr des Saturn«. Um diesen Zeitpunkt herum nimmt das Leben des Menschen oft eine Wendung.

◆◆◆

Warum bekommen Kinder keine Multiple Sklerose? Vermutlich, weil die Krankheit mit den »vielfachen Verhärtungen« bei den Kindern noch nichts korrigieren muss.

Kinder sind beweglich und spontan. Ein Kind lebt mit voller Hingabe. Seine Sinnesempfindungen sind noch frisch und unverbraucht, es sieht die Welt zum ersten Mal.

Wenn ein Kind spielt, vergisst es sich selbst. Es denkt beim Bauen einer Räuberhöhle nicht an seine neue Hose, wie teuer die war, und dass es sie schonen muss. Kinder leben im Augenblick. Ihr Spiel beherrscht Absichtslosigkeit. Sie sinnen bei ihren Sandkastenfreundschaften nicht über die Frage des »sich Abgrenzens« nach. Die Trennung zwischen Ich und Du ist bei einem kleinen Kind noch nicht vollzogen. Kinder zeigen ihren Unmut spontan und haben ihn im nächsten Moment schon wieder vergessen. Sie zertreten vor Wut schon mal eine Sandburg, aber sie planen keine perfiden Mobbing-Strategien.

Alle Kinder sind kreativ. Alles Neue zieht sie an, tausend Dinge locken ihre Aufmerksamkeit. Bei einem Kind ist alles auf Expansion, Ausdehnung, ausgerichtet. Kinder sind Saturns großer Gegenpol. Sie mögen das Bunte und Farbenfrohe. Schwarz sind schließlich schon die Ränder unter den Fingernägeln.

Ein Kind sagt zum Abschied »Drück mich ganz fest!« und nicht »Gib mir ein Foto von dir!«

Regeln und Normen und feste Essenszeiten interessieren Kinder nicht. Sie mögen Schokolade auch kurz vor dem Mittagessen und einen Mohrenkopf als Betthupferl. Zähne putzen danach ist eine Erfindung der Erwachsenen. Kinder kennen, wenn man sie nicht wie Obstbäume beschneidet, aus sich selbst keine Disziplin.

Die Kinder leben in einer magischen Welt, die bevölkert ist von den Gestalten aus den Märchen und den Fabeln, die sie hören. Ihr Intellekt – der große Zerteiler und Zerstückeler – schläft noch. Das begriffliche Denken ist ihnen noch ganz und gar fremd.

Yoko Tawada schreibt:

> »Als ich noch ganz klein war, war die Traumwelt noch nicht so deutlich von der realen Welt geschieden. Da war alles eins. Erst die Schule hat es getrennt. Und jetzt versuche ich wieder, beides zu vereinen.«

Kinder leben in einem Zustand der Zeitlosigkeit. Chronos hat noch keinen Zugriff auf sie. Wo die Zeit nicht ist, herrscht die Ewigkeit. Jesus sagte: »Wenn ihr nicht werdet wie die Kinder, ihr werdet nicht in das Himmelreich eingehen.«

Das Himmelreich ist ein Zustand in uns, kein Ort außerhalb.

Erst im Alter von etwa sieben Jahren erlernt ein Kind die Uhrzeit. In diesem Alter erschließt sich ihm auch der Jahresrhythmus mit dem Wissen um die zwölf Monate. Das Kind erreicht das »Alter der Vernunft«. Es lernt lesen, rechnen, schreiben. Es entwächst den Fesseln seines Instinktes. Es verlässt das Paradies.

Kinder sind sehr anpassungsfähig. So weich und biegsam wie ihre Knochen noch sind, so weich und biegsam ist auch ihr Geist.

Über meinem Schreibtisch hängt ein Spruch von Laotse:

Ein Mensch kommt zart und nachgiebig zur Welt.
Bei seinem Tod ist er hart und starr.
Grüne Pflanzen sind weich und voller Lebenssaft.
Bei ihrem Tod sind sie verdorrt und trocken.
Daher ist das Starre und Unbeugsame der Schüler des Todes.
Das Weiche und Nachgiebige ist der Schüler des Lebens.
So gewinnt eine Armee ohne Flexibilität niemals eine Schlacht.
Ein Baum, der unbiegsam ist, wird leicht gebrochen.
Das Harte und Starke wird vergehen.
Das Weiche und Schwache wird fortdauern.

♦ ♦ ♦

Und wenn wir wieder werden wie die Kindlein, so offen, so vertrauensvoll. Wenn wir unsere eng gewordenen Seelen weiten, ausdehnen, wir den Ernst des Lebens mit der Grundhaltung des Spiels angehen. Können wir dann die Krankheit mit den vielfachen Verhärtungen in unserem Nervensystem aufhalten?

Ich weiß es nicht.

Wenn wir uns in das magische Denken einstimmen. Wenn wir den nomadenhaften Kräften in uns Raum geben – etwas mehr Freiheit, etwas mehr Spontaneität, etwas weniger Haften. Wir müssen ja nicht gleich unser Erworbenes verschenken und als Bettelmönche nach Kalkutta gehen. Vielleicht sollten wir bloß etwas weniger daran kleben. Seneca wird der Satz zugeschrieben: »Aller Besitz ist vom Schicksal geborgt.«

Kann eine einzige Erkenntnis, eine Initialzündung in unserem Geist, einen schon einmal angelaufenen Krankheitsprozess wieder umkehren?

Ich weiß es nicht. Möglich ist alles.

Ich kann in meinem Buch keine allgemeingültigen Antworten geben. Ich bin selbst ein Suchender. Mit dem Wanderstab und der Laterne in der Hand taste ich mich zu den Wurzeln meiner Krankheit vor.

Aus einem Gelähmten wird vielleicht kein Marathonläufer mehr. Aber vielleicht können wir verhindern, dass unsere schubförmige MS, mit den langen Remissionsphasen, in eine chronisch-progrediente Form übergeht.

Wir können das Ruder jeden Tag herumreißen. *Matter follows mind.* Wenn der Geist umschaltet, zieht der Körper irgendwann nach. Manchmal dauert es ein bisschen, ehe sich Veränderung in der dichten Materie, die unser Körper darstellt, manifestiert. Aber eines ist sicher: Jede Zelle in unserem Körper ist unablässig auf Selbstheilung ausgerichtet. Das gilt auch für zerstörtes Myelin.

♦ ♦ ♦

Die Multiple Sklerose ist, wie jede Krankheit, ein in seinen Schatten verdrängtes Urprinzip, in diesem Fall das Prinzip Saturn. Unsere Krankheiten sind unsere unbestechlichen Spiegel. Sie zwingen uns zum Hinschauen. Sie sorgen dafür, dass wir einen bestimmten »Baustein«, ein Urprinzip besonders intensiv kennen lernen.

Unsere Krankheit gehört zu unserem Grundthema. Ob sie nun ausbricht oder nicht. Ob sie ausbricht und wieder verschwindet. Ob sie als latente Anlage (stumme MS) in uns schlummert und sich vielleicht nie manifestiert – sie ist als Potenzial seit unserer Geburt bereits in uns angelegt.

Wir können unserem Grundthema nicht entkommen. Es gehört zu uns wie unser Fingerabdruck und unsere Augenfarbe. Aber wir entscheiden, wie bewusst oder unbewusst wir uns mit unserem zentralen Lebensthema auseinandersetzen, das heißt, auf welcher Ebene wir ein bestimmtes Urprinzip leben wollen. Die Aufgaben, die wir in unserem Leben verstanden haben, müssen uns nicht mehr als Schicksal, etwa in Form einer Krankheit, entgegenkommen. Wenn Bewusstheit eintritt, werden Symptome überflüssig.

Seine Struktur bringt jeder Mensch schon fertig mit. Sie gehört zu unserem »So-sein« in der Welt, man kann nichts anderes sein, als das, was man ist. Ein Birnbaum bringt keine Nüsse hervor, und aus einem schüchternen, introvertierten Menschen wird nie ein Partylöwe. Unsere Struktur ist determiniert, festgelegt. Aber innerhalb dieses vorgegebenen Rahmens sind wir frei.

Ich beschließe dieses *un*wissenschaftliche Kapitel mit einem Gedicht von Johann Wolfgang von Goethe.

Wie an dem Tag, der dich der Welt verliehen,
Die Sonne stand zum Gruße der Planeten,
Bist alsobald und fort und fort gediehen
Nach dem Gesetz, wonach du angetreten.
So musst du sein, dir kannst du nicht entfliehen,
So sagten schon Sibyllen, so Propheten;
Und keine Zeit und keine Macht zerstückelt
Geprägte Form, die lebend sich entwickelt.
(aus: Orphische Urworte, Dämon)

TEIL 4

WIR VERLIEREN DURCH JEDE KRANKHEIT ETWAS, ABER WIR GEWINNEN AUCH ETWAS HINZU

Ich habe seit neun Jahren Multiple Sklerose. In den ersten vier Jahren habe ich die Krankheit komplett ignoriert. In den darauf folgenden zwei Jahren habe ich langsam damit begonnen, sie in meinen Gesichtskreis zu integrieren. Seit drei Jahren bin ich dabei, das Blei in Gold zu verwandeln, die durch die Krankheit gewonnenen Einsichten in meinem Leben praktisch umzusetzen.

In der Mythologie heißt es: Nach neun Jahren trägt der Haselstrauch Früchte. Seine Nuss gilt als Symbol konzentrierter Weisheit. Wir müssen also die Nuss knacken. Dieses Buch ist zwar nicht der »Stein der Weisen«, aber doch ein alchimistisches Endprodukt, mein alchimistisches Endprodukt.

Wie alle saturnisch geprägten Menschen unterlag auch ich einem übergroßen Drang, alles zu forcieren und bis ins Detail vorauszuplanen. Hatte ich am Freitagabend eine Verabredung, dann stand für mich schon am Montag fest, was ich an diesem Abend anziehen werde. Und wehe, das Wetter zog einen Strich durch die Rechnung oder mir zerriss beim Hochziehen der Reißverschluss von meinem schwarzen Cocktailkleid! Dann war der Abend gelaufen. Ich konnte nichts *einfach mal so* auf mich zukommen lassen. Ich war ständig damit beschäftigt, die Wirklichkeit in der einen oder anderen Art zu vergewaltigen und den Fluss der Dinge meinem starren Schema anzupassen.

Die Zukunft vorauszuplanen ist bei einer Krankheit, wie der Multiplen Sklerose, nicht sinnvoll. Die Multiple Sklerose ist – anders als eine Querschnittslähmung – ein dynamisches Geschehen. Bei der MS ist alles möglich. Vom Erblinden über Nacht bis zum Verlust des Sprachvermögens. Diese Krankheit kann zum völligen Stillstand kommen, aber auch innerhalb eines Jahres in den Rollstuhl führen. Ich kenne MS-Kranke, die saßen mal im Rollstuhl und jetzt laufen sie wieder. Kein MS-Betroffener kann voraussagen, wie die Krankheit bei ihm verläuft. Ich habe mir abgewöhnt, weitfliegende Pläne zu machen.

Manches kann ich mittlerweile einfach auf mich zukommen lassen. Vielleicht habe ich mir ja doch die richtige Krankheit »ausgesucht«, denn die MS therapiert mein Verlangen nach Kontrolle und Plänen, anders formuliert könnte man auch sagen, Saturn heilt Saturn.

Wenn man die Kontrolle aufgibt, wird viel Energie frei. Ein großes Verlangen nach Plänen entspringt immer einem großen Verlangen nach Absicherung. Wenn unser Vertrauen größer wird, in das Universum, das Dasein oder in Gott, schrumpft unser Verlangen nach Absicherung. Ich glaube, dass alles, was wir benötigen, im richtigen Moment für uns bereitstehen wird.

Ich habe mir auch abgewöhnt, Dinge, die ich gern machen will, aufzuschieben. Bei der MS kann morgen alles anders sein. Ich versuche immer nur an diesen einen Tag zu denken. Jeder Tag ist ein kleines, in sich abgeschlossenes Leben, bestehend aus vierundzwanzig Stunden. Jeder Morgen ist eine kleine Geburt, jeder Abend ein kleiner Tod.

♦ ♦ ♦

Ich stehe zeitig auf, wenn der Tag noch ganz frisch ist, die Seele frei und ausgedehnt vom Schlaf. Morgenstund' hat für mich Gold im Mund.

Nach einer Bürstenmassage und kalten Dusche genieße ich mein Frühstück, welches aus Weizenkeimen besteht, frischen Früchten, Käse und grünem Salat. Ich frühstücke in aller Ruhe, ohne Radioberieselung. Durch die Krankheit habe ich gelernt, mir für alles viel Zeit zu lassen.

Anschließend lese ich. Am liebsten Hermann Hesse oder Bücher über den Zen-Buddhismus. Ich brauche zum Einstimmen in den Tag erbauliche Sachen. Dazu eignet sich die Tageszeitung nicht.

Nach dieser Stunde der Sammlung und geistigen Konzentration, verlangt mein Körper nach Bewegung, Erdung. Ich öffne das Fenster und schalte den Kassettenrecorder an.

Tanzen ist für mich der Gegenpol zum Denken. Ich bin süchtig nach Musik. Wenn ich mit gelähmten Beinen im Rollstuhl sitzen müsste, dann würden meine Hände trotzdem noch im Rhythmus meiner Ohrwürmer klatschen. Ich lasse meine Arme und Beine zwanzig Minuten einfach machen, was sie wollen. Sie finden sich von selbst in die richtigen Bewegungsabläufe. Tanzen heißt mitschwingen, heißt die Kontrolle abgeben, Tanzen heißt, sich flexibel dem Rhythmus hingeben, was uns saturnischen Menschen so schwer fällt. Tanzen ist Fließen und Harmonie. Wenn ich tanze, kreisen Glückshormone durch meinen Körper, jeder Akkord ist ein Energieimpuls. Tanzen ist die beste Therapie für uns MS-Kranke! Wenn wir tanzen, trainieren wir auf spielerische Art die Geschmeidigkeit unserer Muskeln, wir üben Koordination.

Der Tanz ist eine Mischung aus Sammlung und Entspannung, genauer Schrittfolge und freier Improvisation. Manchmal ergeben sich, während ich tanze, neue Bewegungsfolgen. Nichts ist festgelegt. Ich bin so frei, meine Schrittfolge jederzeit ändern zu können.

Der schönste Moment ist der, wenn man sich selbst während des Tanzes vergisst. Dann tritt *Samadhi* ein, ein Gefühl völliger Losgelöstheit. Es gelingt nicht immer. Es gelingt sehr selten. Die Gedanken müssen vollkommen aufhören, nur noch der Körper führt. Ich tanze nicht mehr. Ich werde getanzt. Dieser Zustand lässt sich mit dem Willen nicht herbeiführen. Jedes Wollen hemmt den Fluss.

Ich tanze, so lange ich kann. Dann schalte ich den Kassettenrecorder aus und gönne meinen Muskeln eine Ruhepause, ich sammle das Verstreute sozusagen wieder ein. Ich kleide mich an, bürste mein Haar und starte in den Tag.

Meine Faustregel heißt: das Schwierigste zuerst. Das Schwierigste ist für mich das Einkaufen. Das Menschengewühl in den Geschäften, das Stehen in Warteschlangen, das enervierende Fiepen der elektronischen Kassen. Ich verlege diese Aktivitäten auf die Vormittagsstunden, da habe ich noch die meiste Kraft. Mit der Einkaufsliste gehe ich durch die Regalreihen. Das entlastet das Gehirn. Es ist nicht möglich, alles im Kopf zu behalten. Und es ist ärgerlich, wegen einer vergessenen Milchtüte abermals in ein Geschäft laufen zu müssen.

Ich gehe jede Woche zur Rückenmassage und Krankengymnastik, auf Rezept. Einmal in der Woche gönne ich mir eine wohltuende Fußreflexzonenmassage, auf eigene Kosten.

Wenn ich von meinen Einkäufen und Therapien zurückkomme, bin ich völlig erledigt. Ich steige erst einmal in mein Duschbecken und lasse mir kaltes Wasser über die Beine laufen. Dann räume ich meine Einkaufstaschen aus und mache mich an die Zubereitung meines vegetarischen Mittagessens.

Nach dem Essen mache ich es wie die Südländer (mit der niedrigen MS-Rate!), ich halte für zwei Stunden Siesta. Diese Phase der Regeneration ist mir wichtig. Ich lege während dieser Zeit den Hörer neben das Telefon. Ich bin Herr über das Telefon, und das Telefon ist nicht Herr über mich.

Nach dieser Ruhepause habe ich neue Kraft getankt. Ich erledige jetzt meine Hausarbeit. Anschließend esse ich einen Teller Obst. Der Nachmittag gehört der sportlichen Betätigung. Ich packe eine 1,5 Literflasche stilles Mineralwasser in den Fahrradkorb und fahre in den Wald.

Je weiter ich von der Stadt entfernt bin, desto wohler fühle ich mich. Ich fahre bei jedem Wetter mit dem Fahrrad in die Natur; Fahrradfahren kann ich längere Strecken als Laufen. Ich wähle stille Waldwege, wo keine Autos fahren. Ich mag den Wind im Gesicht. Ich liebe es, mit nackten Füßen durch Pfützen zu patschen. Barfuß laufen ist meine Leidenschaft. Es ist eine ganz natürliche Art von Fußreflexzonenmassage. Unsere Füße brauchen Luft. Nur bei niedrigen Temperaturen sollte man sie in geschlossenen Schuhen vermummen.

Licht, Luft, Sonne, Wasser – die Natur stellt uns diese einfachen Dinge zum Nulltarif bereit. Das Wissen um diese Heilmittel ist uralt. Wir müssen sie nur wiederentdecken.

Das Wahre ist schon längst gefunden,
Hat edle Geisterschaft verbunden,
Das alte Wahre, fass es an!
(aus: Vermächtnis)

Ich zitiere immer wieder gern Altvater Goethe, weil ich dieses Universalgenie so mag.

Wenn ich heimkomme, gegen achtzehn Uhr, gibt es bei mir gleich Abendbrot. Einen Käsetoast mit zerriebener Karotte darauf und Sonnenblumenkernen. Ich bin hungrig von der frischen Luft; es gibt für mich fast nichts Schöneres, als einen leeren Magen wieder zu füllen. Dann mache ich es mir mit einem Buch aus der Bücherei auf der Couch bequem. Dieses Leben ist köstlich! Trotz MS. Ich möchte kein anderes haben. Ehrlich nicht.

Abends ermüden meine Augen schneller als morgens, ich glaube, das ist bei Gesunden auch so. Nach einer Dreiviertelstunde klappe ich das Buch zu und gehe noch eine Runde um den Häuserblock. Das Gehirn braucht Sauerstoff. Selbst wenn ich einen Televisor hätte, ich wüsste gar nicht, wo ich in meinen ausgefüllten Tag noch Fernsehen einbauen sollte.

Vor dem Schlafengehen absolviere ich mein Yoga-Programm. Ich habe mir meine Übungen individuell zusammengestellt. Sie sind eine Kombination aus Yogastellungen, Dehn- und Balanceübungen und Beckenbodengymnastik. Ein Muskel, der nicht regelmäßig trainiert wird, erschlafft. Diese Übungen sind ein fester Bestandteil meines Tages. Ich muss schon sehr erschöpft sein, um sie einmal abends ausfallen zu lassen. Disziplin und Regelmäßigkeit zählen zu Saturns positiven Eigenschaften.

Gegen einundzwanzig Uhr gehe ich zu Bett. Ich schlafe meist sofort ein.

◆ ◆ ◆

Dieses gleichmäßige Leben mit dem Wechsel zwischen Aktivität und Ruhepausen bekommt meiner Krankheit sehr gut. Mit dieser Lebensweise ist es mir gelungen, den Dämon MS neun Jahre schon in Schach zu halten. Wenn ich mehr Geld hätte, würde ich wahrscheinlich kaum anders leben. Ich würde mir vielleicht die Therapeuten ins Haus kommen lassen. Und statt einmal Fußreflexzonenmassage in der Woche siebenmal!

Die MS-kranke Leserin und Mutter zweier kleiner, lebhafter Kinder an ihrem Schürzenband, wird hier vielleicht einwenden: »Du glücklicher Single! Du kannst dich mittags auf deine Strohmatte zurückziehen. Du hast keine Familie zu versorgen.«

Das ist wahr. Ich habe mir diese, meine Lebensform jedoch bewusst so ausgesucht. Ich habe zwar keine Nestwärme und muss für das Gekraultwerden an den Fußsohlen bezahlen, aber ich bin frei. Alles geschieht auf Kosten von irgendwas. Doch ich denke, auch wenn das Schicksal meine Chromosomen anders gemischt hätte und ich verheiratet wäre und Mutter zweier Kinder, dann würde ich mir auch im turbulentesten Alltag meine Inseln schaffen. Das bin ich mir selbst wert.

♦ ♦ ♦

Mein Lebensstil löst bei anderen Menschen oft nur Kopfschütteln aus. Ich werde manchmal gefragt, ob mein Leben denn nicht langweilig ist. Mein Leben war noch keine einzige Minute langweilig. Es gibt jeden Tag etwas Neues zu entdecken. Meine Freundin Sabine sagte einmal im Brustton der Verwunderung: »Du lebst ja wie ein Rentner!«

Da habe ich sie spitzbübisch angeblitzt. »Ich bin ja auch einer.«

»Aber so geht doch das ganze Leben an dir vorbei.«

Diesen Eindruck habe ich nicht. Was ist denn das Leben? Sich Champagner in den Bauchnabel gießen? Mit einem Flugdrachen auf den Mount Everest steigen? Bis morgens um vier in Bars herumsitzen? Ich brauche diese Exzesse nicht, ich spüre auch so, dass ich lebe.

Glück ist, nicht mehr vom Leben zu wollen, als einem zugeteilt ist. Was spricht dagegen, schon um einundzwanzig Uhr am Abend ins Bett zu gehen? Man erlebt im Traum doch die tollsten Sachen! Was einem jeden von uns gut tut, können andere Menschen von außen nicht beurteilen. Jeder muss seine ihm gemäße Lebensform finden. Ein niedrigerer Level ist nicht unbedingt ein unglücklicher Level. Sehnt sich nicht manche erfolgreiche Geschäftsfrau danach, sich mittags zwei Stunden aufs Ohr legen zu dürfen? Ich besitze das Kostbarste, was ein Mensch besitzt, im Übermaß: Zeit. Das Zusammensein mit Menschen, die kein Verständnis für unsere Krankheit haben, ist Zeitverschwendung. Man verliert so viel Energie mit endlosen Erklärungen. Wir brauchen uns für unser *So*sein nicht zu entschuldigen.

♦ ♦ ♦

Ich muss den neuesten Kinofilm nicht gesehen haben, nur um mitreden zu können. Ich habe kein Verlangen nach Talkshows. Mich interessiert nicht, welche Frau mit Boris Becker gerade das Bett teilt. Viel Lärm um nichts. Wozu seine Aufmerksamkeit an Schimären verschwenden, die wie Wolken jeden Augenblick ihre Form verändern? Saturn liebt das Ewige, das Unwandelbare. Hinter dem Wellengekräusel an der Oberfläche liegt eine Wahrheit, die ist sich immer gleich geblieben. Ich frage mich, ob der Informationsmüll, der täglich unsere Bewusstseinspforte überschwemmt, es überhaupt wert ist, zur Kenntnis genommen zu werden.

♦ ♦ ♦

Eine Krankheit wie die Multiple Sklerose zwingt, das Wichtige vom Unwichtigen unterscheiden zu lernen. Wenn nicht mehr so viel Energie für den Lebenskampf zur Verfügung steht, besinnt man sich auf das Wesentliche. Wir MS-Kranken müssen uns jeden Tag unsere Kräfte wie ein Buchhalter weise einteilen; das Haben ist begrenzt.

Ich hüte mich vor Energievergeudung. Wenn ich ein dreihundert Seiten dickes Buch angefangen habe zu lesen und stelle auf Seite zwanzig fest, dass es nicht meinen Ton trifft, dann lege ich es weg und hole mir ein neues aus der Bücherei oder lese ein altes, welches mir viel gegeben hat, zum zweiten oder dritten Mal. Ich quäle mich nicht durch die restlichen zweihundertundachtzig Seiten.

Wenn ich vormittags eine halbe Stunde am Gartenzaun meines Nachbarn stehe und mir die Schilderung eines Raubüberfalls auf den Bahnhofskiosk anhöre, habe ich danach keine Kraft mehr in den Beinen zum Einkaufen. Ich habe durch meine Krankheit gelernt, belanglose Debatten diskret abzukürzen.

Zu meinem obersten Gebot ist es geworden, mein Leben zu vereinfachen. Das Komplizierte, das Verworrene, das Verschlungene absorbiert sehr viel Energie. Sich den Menschen gegenüber verstellen, absorbiert Energie. Es ist wunderschön, wenn man nichts mehr verbergen muss, wenn man alles offen legen kann. Nackt werden, bloß werden. Wir verlieren Energie, wenn wir lügen, weil wir unsere Lüge ständig im Hinterkopf behalten müssen. Wir verlieren Energie, wenn wir uns anders geben, als wir sind. Fassaden sind die größten Energiefresser!

Ich mache mir selbst und anderen nichts mehr vor. Wenn ich wütend bin, fletsche ich die Zähne und wedele nicht mit dem Schwanz. Wenn ich meinen Ärger über ein ausgekühltes Essen im Lokal nicht dem Ober sage, sondern still mit nach Hause nehme, schwelt er dort weiter und richtet vielleicht in meinem Immunsystem einen kleinen Schwelbrand an.

Meine Faustregel Nummer zwei heißt: Verzettel dich nicht! Es muss alles überschaubar sein.

Ich räume in meiner Wohnung immer gleich meine Siebensachen weg, damit nichts herumliegt und sich später als Lawine vor mir auftürmt. In einer aufgeräumten Wohnung finde ich mich besser zurecht, als in einer chaotischen. Wenn ich morgens eine Viertelstunde nach meinem zweiten Handschuh suchen muss, kostet mich das Energie. Das Wort Kosmos, griechisch *kósmos,* bedeutet Ordnung. In Zeiten, in denen es in meiner Wohnung chaotisch aussieht, sieht es auch in meinem Kopf meist recht chaotisch aus. Das Äußere spiegelt das Innere wieder. Je klarer und überschaubarer unsere Verhältnisse sind, desto mehr Energie haben wir zur Verfügung.

Ich meide, so gut es geht, Nervenkiller. Nervenkiller sind für mich Kaufhäuser, Flughäfen, Räume, in denen den ganzen Tag Neonlicht brennt. Laute, schrille Stimmen. Menschen, die ohne Punkt und Komma reden. Wenn unser Hausmeister den Rasen mäht, mache ich die Terrassentür zu. Bei vorbeidonnernden Schnellzügen lege ich meine Hände auf die Ohren. Wenn mich die Leute deswegen für ein bisschen bekloppt halten, ist mir das egal.

Wenn zu viele Dinge gleichzeitig auf mich einstürmen, komme ich schnell ins Schleudern. »Eins nach dem anderen«, sage ich mir dann und verfahre wie eine kluge Sekretärin beim Posteingang: Ich ordne die Dinge nach Prioritäten. Das Wichtige zuerst, das Unwichtige zuletzt oder gar nicht. Das

Meerschweinchen füttern, das vor Hunger quiekt, ist in diesem Moment wichtiger als das Öffnen der Stromrechnung.

Sich zentrieren bedeutet, in seiner Mitte, in seinem Zentrum sein. Wenn ich mein Zentrum verlasse und an der Peripherie herumschwirre, passieren mir prompt alle möglichen Missgeschicke: Ich schneide mir dann beim Kartoffelschälen recht schmerzhaft in den Finger, oder ich werfe statt des Briefes versehentlich meinen Schlüsselbund in den gelben Postkasten, was mir tatsächlich schon einmal passiert ist.

Ich packe nicht mehr in den Tag, als ich bewältigen kann. Durch die Krankheit habe ich gelernt, nach meinem eigenen Tempo zu leben. Ich teile mir meine Aktivitäten so ein, dass ich zwischendrin immer wieder Ruhepausen habe, in denen ich mich erholen kann. Zu meinen Terminen gehe ich rechtzeitig los, damit ich nicht in Hektik gerate. Nach der S-Bahn rennen ist Stress. Lieber eine kleine Wartezeit am Bahnsteig als übermäßige Eile.

Ich kann mich nicht auf mehrere Sachen gleichzeitig konzentrieren. Entweder ich esse oder ich rede. Kauen, schlucken, die Gabel zum Mund und zugleich ein Gespräch führen, geht bei mir nicht. Wenn ich bei Freunden zu Besuch eingeladen bin und dort läuft als Hintergrunduntermalung der Fernseher, dann bitte ich darum, diesen für die Dauer unserer Unterhaltung auszuschalten oder die Unterhaltung auf den Zeitpunkt nach der Fernsehsendung zu verlegen. Menschen, denen an Gesellschaft gelegen ist, akzeptieren das.

Ich meide die pralle Mittagssonne und gehe im Sommer nicht ohne Kopfbedeckung aus dem Haus. Zu meinen Kleidern trage ich elegante Hüte, nachmittags auf dem Fahrrad sieht man mich mit der Baseballkappe. Ich überreize meine Nerven nicht und achte darauf, dass ich genügend Schlaf bekomme. Während des Schlafens regeneriert sich unser Gehirn am besten. Ich vermeide aufpeitschende Telefongespräche vor dem Zubettgehen. Nicht jedes Telefonklingeln ist für mich ein Befehl, gleich wie eine Aufziehpuppe an den Apparat zu laufen. Das war es früher mal. Inzwischen habe ich einen Anrufbeantworter. Ich entscheide, mit wem ich wann sprechen möchte. Wenn mich ein Gespräch bloß auslaugt, beende ich es. Ich habe inzwischen den Mut zu sagen: »Du, ich bin müde. Ich rufe dich morgen zurück.« Wer das nicht versteht, hat bei mir sowieso die falsche Nummer gewählt.

Wenn man so rigoros ist, besteht die Gefahr, dass die Menschen sich irgendwann von einem abwenden. Aber nur die Hülsen fliegen weg. Die Körner bleiben in der Schüssel.

Ich lebe nach dem Rhythmus der Natur. Wenn die Sonne aufgeht, stehe ich auf, und wenn sie untergeht, ziehe auch ich mich zur Ruhepause zurück. Warum seine Augen bis früh um drei bei Kunstlicht strapazieren, wenn der Tag genügend Stunden hat zum Lesen? Wenn wir mit der Natur leben, in Gleichschaltung mit ihren Zyklen, verlieren wir am wenigsten Energie. Die Natur geht immer den Weg des geringsten Widerstands. Es ist der Weg, den auch das Wasser nimmt.

Weil mich Kontraste beleben und sieben Feiertage in der Woche auch eintönig sind, habe ich mir für drei Vormittage in der Woche einen Job auf Geringverdienerbasis in einem Call-Center gesucht. Ich bestimme dort meine Arbeitszeit selbst. Nach zwei Stunden Telefon-Marketing bin ich erschöpft. Ich trinke dann keinen Espresso, um wach zu bleiben, oder schlucke ein Ekstasy; ich mache Feierabend. Ich habe mich nicht in Watte gepackt, aber ich höre auf die Signale meines Körpers. Ich lasse mich von keinem Chef mehr unter Druck setzen. Wenn ich hungrig bin, dann esse ich. Wenn ich müde bin, dann lege ich mich schlafen. Nach dieser Weisheit lebt jedes Tier.

♦ ♦ ♦

Das Leben in unserer lauten, hektischen Zeit entzieht uns unaufhörlich Energie. Lautsprecherdurchsagen, aggressive Reklametafeln, der Krach auf den Straßen, das Handygebimmel in jeder S-Bahn – alles zehrt an unseren Nerven, beansprucht unsere Aufmerksamkeit. Viele Dinge lassen sich nicht ausblenden, die bringt die Zivilisation mit sich, aber manches kann man sehr wohl umgehen. Ich *muss* nicht durch das Gewühl am Münchner Marienplatz laufen; die Dinge, die ich zum Leben brauche, bekomme ich auch in den Geschäften meines kleinen Vorortes. Ich *muss* mit dem Fahrrad nicht bei Rushhour eine befahrene Hauptverkehrsstraße entlangradeln, ich wähle ruhigere Seitenstraßen.

In meiner Küche hängt ein Spruch von Oetinger:

> »Gib mir die Gelassenheit, Dinge hinzunehmen,
> die ich nicht ändern kann.
> Den Mut, Dinge zu ändern, die ich ändern kann.
> Und die Weisheit, das eine vom anderen zu unterscheiden.«
>
> Friedrich Christoph Oetinger

Ich konnte nicht verhindern, dass auf dem Dach des gegenüberstehenden Hauses eine Mobilfunkantenne installiert wurde, aber ich kann vermeiden, mir selbst so ein Strahlteil, »Handy« genannt, ans Ohr zu drücken oder einen Funkwecker neben mein Bett zu stellen. Ich kann die Umweltvergiftung nicht aufhalten, aber gegen meine Inweltverschmutzung kann ich eine Menge tun. Wir können die krankmachenden Anteile in unserem eigenen Leben verringern.

Wenn unsere Aura, das feinstoffliche Energiefeld um unseren Körper, intakt ist, kann uns selbst die Mobilfunkantenne auf dem Dach des Nachbarhauses nichts anhaben. Ihre Strahlen prallen dann an uns ab wie Wassertropfen auf einer Regenhaut. In einem Raum voller Influenza-Viren erkranken nicht alle Menschen, die sich darin aufhalten, an Grippe, nur ein paar wenige, deren Abwehrkraft zuvor schon geschwächt war.

Was stärkt unsere Abwehrkraft?

Alles, was uns Freude macht, was wir im Einklang mit uns selbst tun. Alles, bei dem wir authentisch sind, was uns in einen Zustand der Harmonie versetzt. Alles, was wir als wohltuend empfinden, ist für uns heilsam.

Im Volksmund heißt es: »Ein gesunder Mensch wird nicht krank.«

♦ ♦ ♦

Ich habe seit drei Jahren keinen Schub mehr gehabt. Ich führe ein nahezu uneingeschränktes Leben. Ich kann laufen und Fahrrad fahren, im Wald auf Hochstände klettern und – wenn es sein muss – auch mal rennen, um einen Bus noch zu bekommen. Einmal in der Woche gehe ich ins Hallenbad und schwimme dort nonstop eine halbe Stunde. Ich brauche keinen Stock und keinen Blasenkatheter. Den Lift in unserem Treppenhaus benutze ich nur, wenn ich schwere Taschen trage. Niemand sieht mir an, dass ich Multiple Sklerose habe. Meine Bewegungen sind geschmeidig wie die einer Katze, außer wenn ich sehr erschöpft bin. Wenn ich an der Schwimmbadkasse meinen Schwerbehindertenausweis zücke, ernte ich entgeisterte Blicke. Meinen Rentnerausweis hole ich lieber erst gar nicht raus, dann werde ich der Fälschung bezichtigt.

Ich habe auch meine schlechten Tage. Dann sind meine Muskeln steif, dann fühlt sich jeder Schritt an, als hingen Bleigewichte an meinen Füßen. Dann treibt mich meine Blase aller Viertelstunden aufs Klo, und manchmal, wenn gerade kein Baum oder Busch in der Nähe ist, gehen auch mal ein paar Tropfen in die Hose. Was soll's. Ich trete dann einfach kürzer, schalte einen Gang herunter. Dann bleibt der Abwasch eben mal stehen! Ein Spinnenweb an der Decke ist für mich kein Grund, sogleich auf eine wacklige Leiter zu steigen. Ich glaube auch nicht, dass ich von der Polizei verhaftet werde, wenn ich einmal mit ungeputzten Schuhen auf die Straße gehe. Ich muss nicht mehr perfekt sein. Von einem 80-Jährigen erwartet niemand, dass er vormittags seinen Großeinkauf tätigt, am Nachmittag seine Wohnung putzt und am Abend eine Dinnerparty gibt. Von einem MS-Kranken darf man das auch nicht erwarten. Menschen, die Erwartungen an mich herantragen, enttäusche ich meistens.

Manchmal ist meine Schrift ganz krakelig, und manchmal fällt mir alles aus der Hand. Dann rede ich mir selbst gut zu, das hilft. Eine zerbrochene Tasse lässt sich ersetzen. Ich verwöhne mich mit einem schönen Essen, ich gebe meinem Körper, was er in seinem Energieloch gerade braucht. Ich kann diesen Körper nicht gegen einen anderen umtauschen. Er ist so. Wir haben inzwischen Frieden geschlossen.

◆ ◆ ◆

Ich laufe nicht bei jedem Kribbeln und jeder Missempfindung gleich zum Arzt und lasse mir Kortison spritzen. Nicht jede Störung ist gleich ein gefürchteter Schub, dem man mit der Chemokeule brachial zu Leibe rücken muss. Die meisten Störungen flackern nach ein paar Tagen von selbst wieder ab. Spüre ich eine Verschlechterung, dann halte ich sofort inne, verordne mir selbst absolute Einkehr. Ist die Feinmotorik meiner Hände gestört, dann frage ich mich: »Was willst du nicht *be*greifen?« Bereitet mir das Laufen Schwierigkeiten, dann stelle ich mir die Frage: »In welche Richtung gehst du gerade?« Äußert sich die Störung in Schwindel, dann lautet meine Frage an mich selbst: »Wo beschwindelst du dich?«

Die Sprache unseres Körpers ist so einfach und klar. Warum etwa zwingt mich meine Blase ständig zum Loslassen? Warum hält sie geizig ihren Restharn zurück? Was lähmt mich? Ermüdende, uninspirierende Menschen? Langeweile? Angst? Wenn wir unseren Symptomen die richtige Beachtung schenken, können sie uns unsere entscheidendsten Fragen beantworten.

◆ ◆ ◆

Am 8. Juli 1999 hatte ich eine heftige Drehschwindelattacke. In der Nacht davor habe ich meinen sechsten Roman zu konzipieren begonnen, »Der Tulpenkrieg«, eine freche Frauenkomödie. Liebe sollte darin vorkommen, Spannung und eine Menge Sex. Es sollte ein Buch werden, »das sich verkauft«, ein Kassenhit. Bestsellerverdächtig. Haare raufend habe ich in dieser Nacht versucht, mir einen guten Plot aus den Fingern zu saugen.

Am nächsten Morgen war der Drehschwindel da.

Was wollte dieses Symptom mir sagen? Vielleicht das: Du bist auf der falschen Spur. Ein solches Buch ist nicht Fleisch von deinem Fleisch. Mit dem Fabrizieren eines solchen Machwerks zielst du an deiner Lebensaufgabe vorbei. Vergeude dein Talent nicht an drittklassige Unterhaltungsromane, davon gibt es schon genug! Du bist keine Gaby Hauptmann und keine Hera Lind.

Als ich dieses Buch zu schreiben begann, bekam ich keine Drehschwindelattacke. Mich begleitete vom ersten Satz an ein Gefühl von Richtigkeit, von Stimmigkeit. Obwohl meine Agentin beim Lesen dieses Manuskriptes ihre Hände über dem Kopf zusammenschlagen wird. »Großer Gott! Für dieses Thema finden wir nie einen Verlag!«

Na und! Dann bringe ich mein Buch eben selbst heraus. Ich muss ja nicht davon leben.

Ich spüre bei jedem Satz, den ich schreibe, Freude. So wie es dem Vogel Freude bereitet zu singen und der Blume zu blühen. Und es ermüdet mich nicht. Ich muss mir nicht Haare raufend einen stimmigen Plot aus den Fingern saugen. Die Worte fallen mir von selbst zu. Manchmal habe ich das Gefühl, dass gar nicht *ich* es bin, die dieses Buch schreibt. Ich komme mir wie ein hohles Bambusrohr vor, durch das der Wind bläst. Das sind die schönsten Momente.

Ein Buch nur für Geld zu schreiben, bringt keine Erfüllung. Das merkantile Denken ist der Feind jeder Inspiration. Ein Birnbaum muss Birnen hervorbringen und keine Nüsse, auch wenn sich diese in der Weihnachtszeit besser verkaufen.

Ich habe das Tulpenkrieg-Projekt nach mehreren Entwürfen abgebrochen. Der schöpferische Funke sprang nicht über. Wie sollte er auch? Ich hätte mich mit diesem Buch selbst beschwindelt. Wer anderes sonst konnte mich darauf hinweisen, als mein eigener Körper?

Wir können uns selbst nicht beschummeln. Es gibt eine Instanz in uns, die es besser weiß. Wenn es uns gelingen würde, mit dieser Instanz ununterbrochen in Verbindung zu bleiben, dann wäre jede Krankheit überflüssig.

◆ ◆ ◆

Bei meinem Bekannten Roland brach die MS erst ziemlich spät aus, in seinem zweiundvierzigsten Lebensjahr. Er hatte sich beim Universum einen Batzen Geld bestellt und eine eigene Firma gegründet. Und genau zu dieser Zeit spürte er zum ersten Mal, dass seine Füße manchmal ganz taub waren, die Fußsohlen ganz pelzig. Er ging zu einem praktischen Arzt, der auch ein guter Psychologe und Seelenkenner war – eine Kombination, die in *einer* Person leider nicht allzu häufig vorkommt.

Der Arzt sagte: »Sie haben wohl den Kontakt zum Erdboden verloren?«

Treffender konnte man Rolands Situation nicht auf den Punkt bringen. Er sitzt den ganzen Tag vor dem Computer, füttert seinen Kopf mit Zahlen, Kalkulationen, Bilanzen. Er lebt in einer abstrakten Welt. Seine Realität findet *online* statt. Nachts surft er, anstatt zu schlafen, stundenlang durch das Internet. Wenn ich mit Roland essen war, klingelte in einer einzigen Stunde viermal sein Handy. Er schaltet es grundsätzlich nie aus.

Unsere Füße symbolisieren unsere Verbindung zur Erde, zum Urgrund, zu unserer Lebensbasis. Um wieder in Kontakt mit unserem Urgrund zu kommen, ist barfuß gehen oder Gartenarbeit eine hilfreiche Übung. Aber dafür hat Roland keine Zeit. Er sitzt täglich neun bis elf Stunden in einem verglasten, vollklimatisierten Büro. Am Abend finden Geschäftsessen statt. Die Geister, die er mit seiner Geldbestellung beim Universum gerufen hat, wird er nicht mehr los. Jetzt will er sich noch eine Eigentumswohnung kaufen und diese vermieten. Dann hat er den nächsten Ärger am Hals. Sein Leben wird immer komplizierter. Die Lösung seiner Probleme liegt vielleicht genau in der entgegengesetzten Richtung. Im Vereinfachen, Ballast abwerfen, runterfahren. Das will er nicht. Er sagt, das kann er nicht. Er bewohnt eine Luxus-Penthousewohnung mit zwei Dachterrassen und hat eine Segelyacht am Starnberger See. Für diese Güter muss der Schornstein rauchen.

Soll er seine Firma und die ganze Verantwortung verkaufen und als Briefträger arbeiten? Vielleicht. Was spricht gegen den Beruf eines Briefträgers? Sein Image im Yacht-Club wäre allerdings hin.

Roland weiß, dass sein Lebensstil nicht gerade MS-freundlich ist, aber er macht weiter wie bisher. Seine MS hat sich in den zwei Jahren, die ich Roland jetzt kenne, rapide verschlechtert. Wenn er läuft, sieht das aus, als würde ein Betrunkener Schlittschuhfahren. Aber daran ist nicht nur das »böse Schicksal« schuld. Roland ändert nichts an seinem Leben. Auf zwei gefühllosen Füßen stakst er den einmal eingeschlagenen Weg weiter. Die Warnschüsse, die sein Körper abfeuert, werden immer heftiger. Vielleicht muss er die Treppe zu seinem Büro bald in eine Rampe für den Rollstuhl umbauen lassen.

◆ ◆ ◆

Ich bin ein paar Mal in einer dieser Selbsthilfegruppen gewesen, wie sie in jeder größeren Stadt für MS-Betroffene angeboten werden. Eine deprimierende Erfahrung! Man musste sich durch einen Fuhrpark von Rollstühlen und schiebbaren Gehgestellen den Weg zu einem der Tische bahnen. Manchmal fiel polternd eine Krücke dabei um. Die, welche an Krücken kamen, waren noch die Beweglichsten.

Zur Eröffnung des Treffens bimmelte die Leiterin der Gruppe, selbst eine MS-Betroffene, mit einem Glöckchen und gab die News aus der Behindertenszene bekannt. Wer gerade wo in welcher Klinik weilte. Wer in der Zwischenzeit an der MS oder einer Folgeerkrankung gestorben war. Wer ein schwerer Pflegefall geworden ist und am Gruppentreffen nicht mehr teilnehmen kann.

Puh!

Nach diesem inspirierenden Auftakt gab es Kaffee und Kuchen. Auf den Tischen standen fette Cremetorten, von denen manche der Behinderten bis zu drei Stück verdrückten. Dazu wurde Tee und Kaffee herumgereicht, der mit süßer Sahne und löffelweise weißem Zucker im Geschmack verfeinert wurde. Ich kam mir mit meiner mitgebrachten Flasche Mineralwasser vor wie ein Pinguin auf einem Telegrafendraht voller Schwalben.

Es war sehr laut. Fast ein jedes der an mehreren Tischen gleichzeitig stattfindenden Gespräche drehte sich um die MS. Es gab kein anderes Thema. Krankengeschichten wurden verglichen, neben den eigenen Schüben und Klinikaufenthalten wurde der körperliche Niedergang anderer MS-Betroffener in den schwärzesten Farben geschildert. Was diese Menschen nicht bedachten: Die Energie folgt der Aufmerksamkeit und verstärkt das, worauf man seine Aufmerksamkeit lenkt. Das ist ein kosmisches Gesetz. Wenn wir uns auf Krankheit konzentrieren, dann wächst die Krankheit. Wenn wir uns auf Gesundheit konzentrieren, dann wächst diese. Zwei entgegengesetzte Gedanken können nicht zusammenwohnen.

Eine Atmosphäre von Resignation, von Altersheim lag über diesen Samstagnachmittagen. Dreißig schwitzende Leiber in einem stickigen Raum, in welchem kein Fenster geöffnet werden durfte, nicht mal im Hochsommer. Das Erstaunlichste aber war: In dieser Dunstglocke saßen Menschen, die seit fünfzehn Jahren regelmäßig jeden zweiten Samstag im Monat zu diesen Treffen erschienen. – Gleiches zieht Gleiches an.

Ich bin nur ein paar Mal zu diesen Meetings gegangen, dann war mir klar: Das ist nicht mein Club. Hier finde ich nicht die Nahrung, die ich brauche. So etwas zieht einen bloß herunter. Wenn die Diagnose MS der einzige gemeinsame Nenner ist, dann ist mir das zu wenig. Wir sollen uns nach oben orientieren, nicht nach unten. Oder uns zumindest mit Menschen zusammentun, die mit uns auf einer Stufe stehen.

Man kann in jedem Schlammpfuhl eine Perle finden. Ich habe in dieser Gruppe meine Freundin Vera getroffen. Wir haben unsere eigene, kleine Zwei-Frauen-Selbsthilfegruppe gegründet. Unser Schwerpunkt liegt auf dem Gesundwerden, nicht auf der Krankheit.

◆ ◆ ◆

Viele MS-Kranke müssen jeden Tag starke Medikamente einnehmen, und sie belasten ihren Körper noch zusätzlich mit allen möglichen Giften. Je weniger sich ein Mensch körperlich ausarbeiten kann, desto schwieriger wird es für seinen Organismus, sich der im Gewebe ablagernden Schlacken wieder zu entledigen. Es ist ein Unterschied, ob ein Leistungssportler die Kalorienmenge von drei Stücken Cremetorte am Nachmittag zu sich nimmt oder ein Rollstuhlfahrer, der zur Bewegungslosigkeit verdammt ist.

Bei meinem Kuraufenthalt hatte ich unglücklicherweise meinen Balkon über einer der zwei Raucherbänke der Klinik. Vor dem Essen, nach dem Essen, zwischen den Therapien, in der therapiefreien Zeit – diese Bank war zu fast jeder Stunde von einem halben Dutzend joggingbeanzugter Klinikinsassen besetzt, die ihre blauen Dunstwolken zu meinem Balkon hochschickten. Trotz Alkoholverbotes haben sich ein paar besonders clevere Patienten jeden Tag ihren Biervorrat mit aufs Zimmer geschmuggelt. Die leeren Flaschen wurden dann in weit von der Klinik entfernten Abfallkörben entsorgt.

Warum bezahlt der Staat diesen Menschen eine Kur? Wollen die überhaupt gesund werden? Ist es nicht bequemer, sich jedes Jahr für sechs Wochen in eine Reha schicken zu lassen und ansonsten alles beim Alten zu belassen?

Ich kenne MS-Kranke mit Spastik in beiden Beinen, die nicht einmal Gymnastik machen. Zu faul. Zu träge. Und: »Ach, es geht ja doch alles den Bach hinunter.« Das wird es auch. Unsere Überzeugungen ziehen genau das Erwartete an sich. Was wir ernten, ist, was wir säen.

◆ ◆ ◆

Niemand kennt die Ursachen der Multiplen Sklerose, aber jeder Betroffene kann für sich selbst einmal überlegen, in welcher Situation die Krankheit bei ihm ausgebrochen ist. Gab es davor eine Erschütterung im Leben? Eine emotionale Verletzung? Einen Konflikt?

Das Erstaunliche ist, dass viele der MS-Kranken, die ich in der Selbsthilfegruppe danach befragt habe, das nicht einmal mehr genau wussten. Die MS war eben einfach da. Dafür kannten sie die Zusammensetzung und Wirkweise ihrer Copaxone- und Interferonpräparate, die sie sich täglich spritzten, wie das kleine Einmaleins. Als ich meine zwei Lieblingssätze vom Stapel ließ – »Krankheiten fallen nicht vom Himmel« und »Es ist der Geist, der sich den Körper schafft« – hätten mir manche der dort Anwesenden am liebsten ihre cremigen Tortenstücke ins Gesicht geworfen.

Ich wurde den Verdacht nicht los, dass sich sechzig bis siebzig Prozent der in dieser Gruppe Anwesenden behaglich in ihrem Behindertenstatus eingerichtet hatten. Es erfordert weniger Anstrengung, sich alle halben Jahre in eine MS-Klinik einweisen und dort mit Medikamenten voll pumpen zu lassen, als zu den eigenen Tiefen hinabzusteigen und in seinem Leben etwas zu ändern.

Vieles wollen wir lieber nicht so genau wissen. Verdrängen ist leichter als sich die Frage nach dem Warum zu stellen. Aber das Verdrängte hat die Angewohnheit wieder »hochzukommen« und einen Erdrutsch auszulösen, an einem Ort, an dem wir müden Wanderer uns gerade in Sicherheit wähnen. Es ist bequemer unsere Krankheit als eine »Strafe der Götter« anzusehen, denn als die Ernte einer von uns selbst in den Ackerboden des Schicksals gestreuten Saat. Was uns als Schicksal widerfährt, ist nur die Widerspiegelung der Beschaffenheit unseres Bewusstseins.

Wir müssen den Mut aufbringen, unseren eingeschlagenen Weg zu überdenken, das eigene Konzept in Frage zu stellen, anstatt ein Leben lang in einer Situation, einem Arrangement, einer Ehe auszuharren, die nicht unseren wahren Bedürfnissen entspricht.

Ich kann jedem MS-Kranken nur raten: Werde zum Detektiv in deiner eigenen Sache! Wann hat die Krankheit bei dir begonnen? Was stand in deinem Leben da gerade an? Hat es eine Trennung gegeben? Eine neue Beziehung? Was will die Krankheit dir sagen?

Diesen Fragen nachzuspüren, ist wichtiger, als sich fünfmal am Tag im Radio die Nachrichten anzuhören. Die Botschaft unserer Krankheit zu entschlüsseln, kann uns keine pharmazeutische Forschung abnehmen und kein Ergotherapeut in einer Reha-Klinik. Das müssen wir ganz allein tun. Wir müssen die Fährte zurückverfolgen. Wir müssen dorthin vorstoßen, wo alles seinen Anfang nahm. Es ist nicht so einfach. Manchmal tut es weh. Es brennt, als würde man Salz in eine Wunde streuen.

Apropos Salz: In der Homöopathie ist ein bei Multipler Sklerose häufig verordnetes Mittel *Natrium muriaticum*, das ist potenziertes Kochsalz.

Die Homöopathie ist eine bei manchen Ärzten umstrittene und von manchen Ärzten verfochtene Heilweise. Sie wirkt nach dem Prinzip *similia similibus curantur,* also Ähnliches möge durch das Ähnliche geheilt werden.

Wenn uns bei einem Winterspaziergang die Hände durchgefroren sind, dann reiben wir sie mit Schnee ab und tauchen sie nicht in heißes Wasser. Das wäre Allopathie, der Heilversuch durch das Gegenteil (*per contraria*), wie es die Vorgehensweise der Schulmedizin ist.

Was dich krank macht, ist zugleich das, was dich gesund machen kann. Die Wunde Amfortas, des Gralskönigs, kann nur durch den Speer, der sie schlug, geheilt werden. Im Griechischen bedeutet das Wort *phármakon* sowohl Gift als auch Heilmittel.

Ich komme zum Kochsalz zurück. Salz hat die Eigenschaften zu binden und zu konservieren, zu kristallisieren und zu absorbieren, wie die Farbe Schwarz auch. Eine Salzsäule ist etwas sehr Starres, Unbewegliches. Jeder kennt die Redewendung: »zur Salzsäule erstarren«. Warum gibt es im Toten Meer kein Leben? Weil sein Salzgehalt zu hoch ist. Das passiert bei zu viel Salz!

In der Alchimie, dem Vorläufer unserer modernen Chemie, gibt es drei Prinzipien: Sal, Sulfur und Mercurius. Sal (Salz) repräsentiert das feste, verdichtende Prinzip, womit wir wieder beim Saturnthema wären.

Die charakteristischen Züge des Arzneimittelbildes *Natrium muriaticum* stehen in einer engen Ähnlichkeitsbeziehung zu den Symptomen der Multiplen Sklerose. Allerdings kuriert die Homöopathie keine einzelnen Symptome, sie behandelt stets den ganzen Menschen, welcher in seiner Gesamtheit krank geworden, aus der Ordnung gefallen ist. Die Suche nach dem passenden homöopathischen Mittel ist die Suche nach einem Mittel, welches dem Patienten gleicht.

Kälte wird mit Kälte geheilt, Hitze mit Hitze. Eine Saturnkrankheit verlangt nach einer Substanz, welche dem Saturnprinzip entspricht und keinem entgegengesetzt wirkenden Mittel. Man erzählt einem Trauernden ja auch keinen Witz, um diesen aufzuheitern.

Salz, Multiple Sklerose, das feste Prinzip. Über diese Zusammenhänge nachzudenken, finde ich unsagbar spannend. Ein Zusammenhang ist das, was an der Wurzel zusammenhängt. Dem interessierten Leser empfehle ich den Abschnitt

Natrium muriaticum aus dem Buch »Portraits homöopathischer Arzneimittel« von Catherine R. Coulter[2]. Man kann dieses teuere, mehrbändige Werk auch über die Fernleihe einer Bibliothek bestellen.

◆ ◆ ◆

Weltweit wird in den Labors der pharmazeutischen Industrie nach einem Heilmittel gegen die Multiple Sklerose geforscht. Viele MS-Kranke warten auf dieses Mittel, wie die Zeugen Jehovas auf das Erscheinen des Messias.

Ich muss gestehen, dass ich die Entwicklungen in punkto Heilmittel nicht sonderlich interessiert verfolge, einfach, weil ich nicht an »das Heilmittel« von außen glaube.

Auch mein Bekannter Roland spricht immerzu von diesem visionären Heilmittel, »das doch bald gefunden werden müsste«. Er behandelt seinen Körper wie die Axt den Baumstamm. Er raucht wie ein Fabrikschlot, er treibt keinen Sport. Gegen seine Übermüdung trinkt er den ganzen Tag Kaffee. Sein Mittagessen fällt aus Zeitmangel meist aus. Aber er wartet auf das Heilmittel. Wie stellt er sich das vor? Eine Injektion, die er sich selbst zwischen zwei Zigarettenzügen mal schnell subkutan spritzt, und dann ist alles behoben? So wie ein Klempner, der ein defektes Wasserrohr repariert?

Ist die Pharmaindustrie wirklich an einem Heilmittel gegen die Multiple Sklerose interessiert? Wenn es die Multiple Sklerose nicht mehr gibt, dann werden einige der teuers-ten Langzeittherapien, zum Beispiel die Behandlung mit Beta-Interferonen, überflüssig. Ist dieser Industriezweig überhaupt

---

2 Coulter, C.R., *Portraits homöopathischer Arzneimittel*, Stuttgart 1998, 2002.

an einem Heilmittel gegen irgendeine Krankheit interessiert? Mit der Beseitigung von Krankheit bricht ein milliardenschwerer Absatzmarkt zusammen. Ein gesunder Mensch braucht keine Medikamente.

Ich glaube nicht an *das* Heilmittel, das in einem Reagenzglas entdeckt und dann als Infusion oder Tablette in unseren Körper gebracht wird. Wirkliche Heilung erfolgt von innen nach außen, nicht umgekehrt. Das Wort Heilung kommt von Heil, von Heilsein, was Ganzsein bedeutet.

Ich glaube, dass die Krankheit nur dort behoben werden kann, wo sie ihren Ursprung findet. In unserem Inneren. Nirgendwo sonst. Die Erlösung kann nicht von außerhalb kommen. Heilkunst wipfelt, wo sie wurzelt. Das Herumdoktern an Wirkungen, also Symptomen, ist keine Heilung. Dieses Wissen gibt uns unsere Macht zurück. Es bringt aber auch eine enorme Verantwortung mit sich, weil wir die Hoffnung auf Heilung nicht mehr an die Ärzte, die so genannten Götter in Weiß, oder an pharmazeutische Kartelle delegieren können. Auch alle Schuldprojektionen in die Außenwelt werden überflüssig. Wir werden von machtlosen Opfern wieder zu Gottes machtvollen Mitschöpfern. Die Wahrheit macht uns frei.

♦ ♦ ♦

Ich gehe als vorbildlicher MS-Patient viermal im Jahr zu meiner Neurologin. Nicht, weil ich mir von ihrem weißen Kittel ein Wunder der Heilung erhoffe. Für die Heilung muss ich schon selbst etwas tun. Ich gehe zu ihr, weil mir ihre Nähe gut tut, weil mich diese Frau aufbaut. Sie kann mich zwar nicht von der Multiplen Sklerose heilen, aber sie hat eine Art und Energie, die heilend wirkt. Ich mag ihre liebevolle Strenge.

Sie spricht immer das richtige Wort im richtigen Ton zur richtigen Zeit. Wenn ich dann beschwingt ihre Praxis verlasse, umhüllt mich ein Mantel aus Licht. Und das Tollste ist: Sie tut das durch ihre bloße Präsenz, sie braucht nicht von Chakren, Karma und Geistheilung zu quasseln. Es gibt Menschen, die diese Dinge lehren und solche, die sie leben.

◆ ◆ ◆

Ich bezweifle nicht, dass es auf dieser Welt eine Handvoll Erleuchteter gibt, die über ein besonders hohes Energieniveau verfügen. Aber diese Menschen treten nicht in Talkshows oder auf Esoterikmessen als Geistheiler auf, sie setzen auch keine Anzeige in die Tageszeitung. Man braucht sie nicht zu suchen, man kann sie höchstens finden. Sie wirken im Verborgenen, nicht in spiritistischen Zirkuszelten.

Obwohl ich an Wunder glaube und mir schon viele passiert sind, bin ich noch nie bei einem Wunderheiler gewesen. Einfach, weil ich mir nicht vorstellen kann, dass ein anderer Mensch über Kräfte verfügt, die nicht auch in meinem eigenen Innern schlummern. Wenn mir eine Frau ihre Hände auflegen will, um mein Muladhara-Chakra zu energetisieren, lasse ich mir das gern gefallen. Wenn sie allerdings 60 Euro dafür haben will, dann sage ich: »Geh zur Sparkasse!«

◆ ◆ ◆

Letztes Jahr verbrachte ich wieder einmal eine Woche auf meiner Lieblingsinsel Fuerteventura, die so karg ist, wie Saturn es liebt! In der Hotelhalle gab es einen kleinen Laden, in welchem Korallen und bunte Schmucksteine an konsumfreudige Touristen verkauft wurden. Dieser Laden hatte eine ganz besondere Atmosphäre. Räucherstäbchen verbreiteten einen moschusartigen Duft, aus Boxen plätscherte leise psychedelische Musik. Der Ladeninhaber war ein etwa vierzigjähriger Aussteiger aus Deutschland mit charismatischer Ausstrahlung und tiefen, wissenden Blicken. Auf seiner gebatikten Hemdbrust baumelten unzählige Amulette und Kruzifixe, die bei jedem Schritt, den er tat, klimperten wie das Glöckchen über seiner Ladentür.

Auf einem Tisch lag ein dickes Buch. »Die Heilkraft der Steine«. Ich blätterte darin und fand im Register meine Krankheit. Der Ladeninhaber sah mir neugierig über die Schulter. »Sie haben Multiple Sklerose? Diese Krankheit heilt nur ein ganz besonderer Stein – der Turmalin.«

Er griff in ein Regal und ließ – Simsalabim – eine Halskette mit einem grünlichen Stein in meinen Handteller gleiten.

»Spüren Sie etwas?«

Ich spürte außer meinem imperativen Harndrang – die lästige Begleiterscheinung der MS – eigentlich nichts.

Er sah mir beschwörend in die Augen. »Spüren Sie diese ganz besondere Schwingung dieses Steins?«

Ich drehte ihn um und entdeckte das Preisschild, ich dachte bloß: Der spinnt doch! Aber das sagte ich dem Steinverkäufer nicht. So schön war sein Laden, so weich seine Stimme. Hier wollte ich noch öfter herkommen und ein bisschen stöbern.

Ich ging noch ein paar Mal in seinen Laden. Meist nach dem Strand und vor dem Abendessen, wenn noch eine Viertelstunde Zeit war, bevor das Büfett eröffnet wurde. Der Mann empfing mich jedes Mal wie ein guter Freund. Er machte mir

Komplimente und erzählte von den spektakulären Heilerfolgen seiner Schmucksteine. Mit einem Hämatit hatte sich erst letztes Jahr eine Touristin von ihrer Leukämie geheilt. Bei einer anderen Kundin sei nach dem Umlegen eines Lapislazuliarmbands ein Nierenstein in das Klosettbecken geplumpst. Auch meine Krankheit sei heilbar. Er offerierte mir eindringlich seine Turmalinkette, welche, so denke ich, aufgrund ihres Preises wohl ein Ladenhüter war.

»Der Turmalin ist ganz hübsch, aber ein bisschen teuer.«

Er sah mich streng an. »Das sollte Ihnen Ihre Gesundheit aber wert sein!«

Meine Gesundheit ist mir alles wert, doch einem sich an anderer Leute Dummheit bereichernden Geschäftemacher werfe ich meine Rente nicht in den Rachen.

An meinem letzten Abend auf der Insel betrat ich noch einmal sein Geschäft und kaufte mir dort einen runden, schwarzen Onyx am Lederband, welcher perfekt zu meinem schwarzen Outfit passte. Der Märchenonkel umschwirrte mich wie eine Wespe ein Glas Most.

»Schöne Frau, der Turmalin wartet noch immer auf Ihren schlanken Schwanenhals.«

Wozu brauchte ich einen Turmalin! Ich hatte doch jetzt den Onyx. Ich freute mich auf zu Hause. Ich bin am Nachmittag, der Himmel war bewölkt, eine längere Strecke am Strand entlanggelaufen, vom Esquinzo Beach Hotel bis zum Stella Canaris, in dem ich 1997 Urlaub gemacht hatte, und habe dabei festgestellt, dass sich meine Gehstrecke in den letzten vier Jahren nicht drastisch verkürzt hatte.

Ich sagte zu dem freundlichen Verkäufer: »Ich glaube, ich brauche keinen Heilstein. Ich habe meine Krankheit auch so im Griff.«

Seine Freundlichkeit war mit einem Schlag wie weggewischt. Er hat mich einfach stehen gelassen und sich der nächsten Kundin zugewandt. Ich war kein potenzieller Käufer mehr. Jedes weitere Wort an mich wäre für diesen Mann nur Zeitverschwendung gewesen.

◆ ◆ ◆

Wenn Leute hören, dass ich MS habe, rücken sie alle gleich mit ihren gut gemeinten Ratschlägen an. Die Ratschläge lauten: »Mach eine Wurmkur!« … »Zieh nach Teneriffa!« … »Leg dich nie in die Sonne!« … »Du brauchst Enzyme.« … »Lass dich schröpfen!« … »Geh zum Schamanen!« … »Bist du denn schon in Lourdes gewesen?« … »Trink nur noch levitiertes Wasser!« … »Besorg dir Nachtkerzenöl!« … »Versuchs mal mit Reiki!« … »Lass dir Schweinehirn implantieren!«

Meine Bekannte Judith empfahl mir, meine Wohnung von einem Wünschelrutengänger untersuchen zu lassen. Sie hält es für möglich, dass mein Bett auf einer Wasserader steht. Mein Nachbar riet mir zum Kauf von Abschirmvorhängen, wegen der Mobilfunkantenne auf dem Dach des Hauses gegenüber. Er selbst hat seine ganze Wohnung mit einer strahlenresistenten Spezialtapete ausgeklebt. Bloß was macht der Mann im Sommer, wenn er den ganzen Tag auf der Terrasse sitzt?

Meine Bekannte Maria riet mir als Nahrungsergänzung dringend zur Einnahme von Spirulina-Algen, die enthalten angeblich alle Spurenelemente, die unser Körper braucht.

Als ich das meiner Heilpraktikerin erzählte, schlug diese ihre Hände über dem Kopf zusammen. »Essen Sie bloß keine Algen! Die sind alle bleivergiftet.« Sie empfahl mir stattdessen ein hochdosiertes Vitaminpräparat von einem Dr. Matthias Rath, welches sie auf Provisionsbasis in ihrer Praxis vertreibt. Eine bombastisch aufgemachte Broschüre mit einem silbernen Logo darauf, liegt in ihrem Wartezimmer aus. »AUFRUF ZUR VITAMINFREIHEIT!« Dieselbe Heilpraktikerin – eine dem Mammon nicht abgeneigte Geschäftsfrau – legte mir auch ans Herz, meinen Organismus, mittels eines kostspieligen Ausleitungsverfahrens, von den Rückständen früherer Amalgamzahnfüllungen zu befreien. In ihrer Praxis natürlich. Wo sonst?

Meine Freundin Sabine schwört auf die Einnahme von Mikronährstoffen in Form eines hochkonzentrierten Obst- und Gemüsesaftpulvers. Dieses Mittel soll angeblich die schädlichen Freien Radikalen im Körper vernichten und zu einem besseren gesundheitlichen Allgemeinzustand führen. Obst essen, so die Broschüre, sei heutzutage sinnlos, weil die Böden ausgelaugt seien und die vom Händler angebotenen überlagerten Früchte kaum noch Vitamine enthalten würden.

Ich war schon dabei, verschiedene Bestellcoupons auszufüllen – die Schweizer Firma, welche die Mikronährstoffe in Kapselform vertreibt, verlangt sogar eine Lastschriftermächtigung vom eigenen Konto –, als ich in einem Buch mit dem Titel »Prost Mahlzeit!« las, dass die Einnahme von Vitaminpräparaten nicht nur überflüssig, sondern auch gefährlich sei. Denn diese zerstören die natürlichen, in unserer Nahrung vorkommenden Vitalstoffe.

Welcher Meinung soll man glauben? Welchem Guru vertrauen? A widerlegt B. Jeder rät einem etwas anderes. Ich höre mittlerweile nur noch auf das, was mein Gefühl mir sagt. Dort, wo mich mein Instinkt hinzieht, ist es für meinen Körper wohl auch richtig.

Ich kann mir nicht vorstellen, dass ein an einem Baum gewachsener, sonnengereifter Apfel und ein frisch von der Wiese gepflückter Löwenzahnsalat weniger Lebensstoffe enthalten sollen als eine in einem Labor synthetisch fabrizierte und mit Gelatine überzogene Kapsel. Meine Freundin Sabine nimmt seit über fünf Jahren jeden Tag ihre teueren Mikronährstoffpillen, aber sie ist ständig erkältet und chronisch erschöpft. Warum hat Nordamerika, wo von der Wiege bis zur Bahre alles Vitamine schluckt, trotzdem so eine hohe MS-Rate?

Die gut gemeinten Ratschläge können einen manchmal auch nerven. Jeder glaubt, die Wahrheit für sich gepachtet zu haben. Ständig kommen Leute und sagen einem, dass man dieses oder jenes tun soll. Das meiste davon ist unnötig. Es ist nichts zu tun. Ich glaube, dass wir von außen gar nicht so viel brauchen. Heilung ist in uns, weil ihre Quelle dort ist. Sie lässt sich nicht im Außen finden und dann nach innen holen. Diese Quelle sprudelt unablässig, wir müssen nur die Steine und den Unrat davor wegräumen. Die Quelle ist nicht versiegt, nur verstopft.

♦ ♦ ♦

Ich habe noch nie eine spezielle MS-Diät gemacht, einfach, weil sich die verschiedenen MS-Diäten widersprechen. Die eine empfiehlt den Verzehr von besonders viel Linolsäure, die andere verbietet ihn. Ich verlasse mich beim Essen, wie mittlerweile bei allem, was ich tue, nur noch auf meinen Instinkt. Wir sollen essen, wenn sich das Hungergefühl einstellt, nicht vorher, und aufhören, wenn wir satt sind. »Lieber den Magen verrenken, als dem Wirt etwas schenken«, lautet einer der unsinnigsten Sprüche, die ich jemals gehört habe.

Ich bin von meinen Eltern, zwei stark saturnisch geprägten Menschen, dazu erzogen worden, zu essen, bis der Teller leer ist. Mittagessen gab es bei uns immer um Punkt halb zwölf. Ich war oft noch satt vom Frühstück, wollte aber meine Mutter, die den ganzen Vormittag in der Küche zugebracht hatte, nicht enttäuschen. Also habe ich gegessen. Hinterher war mir schlecht.

Ich habe mir lange Zeit, auch als ich längst nicht mehr zu Hause wohnte, bereits zu Beginn der Woche den Speiseplan für die ganze Woche im Voraus aufgestellt. Montags gab es immer Nudeln, dienstags Fisch, mittwochs Kartoffeln mit Quark. Davon bin ich inzwischen abgekommen. Ich esse das, worauf ich gerade Appetit habe. Die Stimme des Körpers ist klüger als alle Diätvorschriften und Ernährungsratgeber.

Wenn wir die internalisierten Essgewohnheiten unserer Kindheit und starre Speiseplanregeln ablegen, entwickeln wir allmählich wieder ein Gespür für das, was uns gut tut. Das kann an einem Tag ein großer dicker Pfannkuchen sein und am anderen Tag ein Teller Gemüse. Unser Körper sagt es uns schon. Wir müssen ihm nur trauen. Alles, wo es uns hinzieht, worauf wir einen unwiderstehlichen Appetit verspüren, ist für uns bekömmlich. Und was wir mit Genuss essen, ist am allerbekömmlichsten! Unser Körper holt sich aus jedem Nahrungsmittel, was er braucht. Ob ein Essen gut war, merkt man daran, wie man sich hinterher fühlt. Ist unser Bauch aufgebläht wie eine Trommel und stößt uns die Mahlzeit noch stundenlang auf, dann war sie die falsche.

Wenn ich einkaufe, dann kauft meine Nase mit ein. Ich rieche an den Speisen. Was meine Nase nicht mag, das mag auch mein Magen nicht. Auf Nase und Gaumen ist, außer bei Schnupfen, immer Verlass. Ein Apfel, der nicht nach Apfel riecht, kommt nicht in meinen Korb. Mein Obst kaufe ich im Reformhaus oder frisch vom Wochenmarkt. Tomaten in Kunststofffolie abgepackt, würde ich nicht einmal zum Anrichten meiner Spaghettisoßen verwenden.

Wenn ich die Wahl habe zwischen Gemüse aus ökologischem Anbau und Gemüse der herkömmlichen Art, dann kaufe ich Ersteres. Allerdings ist auf Etiketten mit der Aufschrift »Bio« nicht immer Verlass. Der Gemüsehändler in unserem Ort verkauft biologische Karotten, die aber nicht nach Karotten, sondern nach Wasser schmecken.

Ich reibe mir jeden Abend zwei von diesen dicken gelben Dingern und gebe einen Schuss hochwertiges Sonnenblumenöl dazu. Es heißt, dass ungesättigte Fettsäuren die Reparationsvorgänge in unseren Myelinscheiden wieder ankurbeln können. Ich esse morgens und abends zwei bis drei gehäufte Esslöffel Weizenkeime, die sind Nervennahrung pur, sie enthalten Vitamin B.

Nervengift hin, Nervengift her: Meine zwei Tassen schwach gebrühten Milchkaffee pro Tag bringen mich nicht in den Rollstuhl. Auch eine knusprige Pizza einmal in der Woche kann ich, ich denke doch, mit meinem Gewissen vereinbaren.

Ich musste durch die MS meine Ernährung nicht gravierend umstellen, ich war noch nie ein Fan von dem typisch deutschen Semmel-Butter-Marmeladen-Frühstück. Es ist bekannt, dass eine fleischreiche Kost chronische Entzündungskrankheiten wie zum Beispiel Rheuma oder die Multiple Sklerose verstärkt. Ich habe schon kein Fleisch und keine Wurst gegessen, bevor ich überhaupt wusste, dass es eine Krankheit namens Multiple Sklerose gibt. Ich meide diese Nahrungsmittel, weil sie mich schwer und dumpf machen.

Nach einer Fleischmahlzeit fühlt sich mein Bauch wie ein Betonmischer an. Wie es in meinem Darm ein paar Stunden später aussieht, will ich gar nicht erst wissen … Es gibt Menschen mit sensitiven Nasen, die können bei einem anderen Menschen allein an seiner Ausdünstung erkennen, ob er Fleisch isst oder nicht.

Um zu wissen, dass Fisch gesund ist und Vollkornbrot bekömmlicher als Weißbrot, muss man nicht erst ein Ernährungsberatungsseminar besuchen – man kann seine Geldscheine auch zu kleinen Trichtern rollen und in Kuhfladen stecken.

Es gibt ein paar Sachen, die in meinem Speiseplan nicht mehr vorkommen. Dazu gehören Fertiggerichte und Tiefkühlpizzas, alle Arten von süßen Getränken, wie Cola und Limonaden, Lebensmittel aus Konserven, Frittiertes, Popcorn, Kartoffelchips, Gummibärchen. Diese Lebensmittel sind keine *Lebens*mittel, sie sind nur Füllstoffe, leere Kalorienhülsen, die unseren Gaumen irritieren und unseren Verdauungstrakt völlig sinnlos belasten. Außerdem meide ich Ketchup, Mayonnaisen und alle Fertigsalatsoßen. Auf den süßen, bunten Joghurts im Kühlregal des Supermarktes steht zwar *Frucht* drauf, es ist aber keine Frucht drin, nur Farbstoff und Aroma. Je reiner und naturbelassener ein Nahrungsmittel ist, desto größer sein Nährwert.

Etwas, worauf ich seit der MS peinlich genau achte, ist genügend zu trinken, mindestens zwei Liter Mineralwasser oder Tee am Tag. Fast alle MS-Betroffenen haben im Laufe ihrer Erkrankung irgendwann einmal Blasenstörungen. Trinken ist ganz, ganz wichtig! Es beugt Harnwegsinfekten vor und spült eventuell vorhandene Bakterien schnell wieder aus. Zu den »anrechnungsfähigen« Getränken zählen allerdings nicht Flüssigkeiten wie Kaffee, Cola, schwarzer Tee oder Alkohol.

Ich habe mir abgewöhnt, zwischen den Mahlzeiten zu naschen oder zu essen. Für eine Waschmaschine ist es auch nicht gut, wenn man sie während des Waschvorgangs ständig anhält und einen noch gefundenen Socken und einen sich in der Sesselritze verirrten BH einwirft. Unserem Magen sollten wir solche Attacken auch nicht zumuten.

Es hat eine Zeit in meinem Leben gegeben, da konnte ich an keinem Kiosk oder Bäckerladen vorbeigehen, ohne mir nicht irgendein süßes Trostpflaster zu kaufen. Hier ein Schokoriegel, da eine Quarkschnecke. Die Süße auf der Zunge war ein Ersatz für etwas anderes. Seit ich meinen Defiziten auf der Spur bin, ist mein Heißhunger auf Schokolade verschwunden. Wenn mich heute von Zeit zu Zeit das Gelüst nach Süßem packt, dann esse ich eine reife Banane oder rühre mir einen Löffel Honig in den Tee. Das reicht.

Für mich ist jede Mahlzeit ein Fest. Ich liebe regelmäßige Essenszeiten. Meine drei Hauptmahlzeiten am Tag sind meine Energietankstationen. Ich nehme sie in Ruhe zu mir, niemals im Stehen oder Gehen. Unsere Nahrungsmittel sind zu kostbar, um sie achtlos in uns hineinzustopfen.

Wenn ich esse, dann benutze ich schönes Geschirr und zünde mir manchmal auch eine Kerze an. Auf meinem Tisch stehen frische Blumen. Buddha sagt: »Sei ein Licht, das für sich selbst leuchtet.«

◆ ◆ ◆

Jedes Jahr im Frühling mache ich eine Blutreinigungskur. Das hört sich kompliziert an, ist aber äußerst simpel. Ich trinke während zweier aufeinander folgender abnehmender Mondphasen, vorzugsweise im März und April, nachmittags ein bis zwei Liter frischgebrühten Brennnesseltee. Ich beginne an dem Tag nach Vollmond und höre am Neumondtag auf. Unser Körper freut sich aber auch bei allen anderen Mondphasen und das ganze Jahr über Brennnesseltee. Eine Brennnesselkur kann entmarkte Myelinscheiden nicht wieder aufbauen, aber sie verbessert den Allgemeinzustand, man fühlt sich danach fit, und das wirkt sich letztlich wieder positiv auf die MS aus.

Ich pflücke mir meine ganzen Tees selbst. Wenn die Brennnesselzeit vorbei ist, dann wächst die Schafgarbe. Ihr folgt der Schachtelhalm, und im Juli leuchten überall an den Wegrändern die gelben Blüten vom Johanniskraut. Mit dem Korb durch die Botanik streifen, macht mir so viel Spaß, wie anderen das Surfen im Internet. Ich bin eine Hexe, ein Wald- und Wiesenweib. Im falschen Jahrhundert geboren, wie mein Vater sagt. Aber vielleicht ist das Jahrhundert bloß falsch.

◆ ◆ ◆

Jeden Morgen, sofort nach dem Aufstehen, nehme ich einen Schluck Sesamöl in den Mund. Ich bewege das Öl etwa zehn Minuten lang in der Mundhöhle herum, presse es durch die Zähne (dabei kann man sich waschen und anziehen und das Frühstück herrichten), dann spucke ich das Öl, welches jetzt weiß geworden ist, aus. In dem ausgespuckten Öl befinden sich die Schlacken, die unser Körper jetzt los ist. Anschließend werden die Zähne geputzt und auch die Zunge gebürstet.

Das Ölziehverfahren kommt aus der indischen Ayurveda-Lehre, welche Sparsamkeit der Mittel mit Effektivität verbindet. Das Ölziehen kann auch jemand, der im Rollstuhl sitzt, bequem durchführen. Man braucht dazu nur eine Flasche Sesamöl, eine Zahnbürste, um die Zunge abzukratzen und ein Mundspülglas. Ich mache das seit Jahren und habe seitdem auch weniger Pickel im Gesicht. Eine kleine Ölflasche passt in jede Reisetasche. Das Sesamöl eignet sich auch gut zum Einreiben in die Haut nach dem Duschen oder Baden. Ein natürliches Hautpflegemittel ohne jeden chemischen Zusatz!

Für mich ist es wichtig, dass diese Dinge keinen großen Aufwand bedeuten und dass keine Kosmetik- und Vitaminmafia an mir verdient.

Von allem, was kompliziert ist und viel Geld kostet, halte ich Abstand. Einer sparsamen Saturnfrau das Geld aus der Tasche zu ziehen, ist extrem schwierig.

◆ ◆ ◆

Allopathie, Homöopathie, Vitamine, Gymnastik, Yoga, Entgiftung, Weizenkeime – das sind alles hilfreiche, nützliche Maßnahmen von außen, die wirkungslos bleiben, wenn sich an der Geisteshaltung, mit der wir hinter unserer Krankheit stehen, nichts ändert. Der Heilversuch durch solche Maßnahmen allein, ist so sinnvoll, wie das Überkleben einer feuchten, vom Schwamm zerfressenen Wand mit einer neuen Tapete.

Schon Platon wusste: »Willst du den Körper heilen, musst du zuerst die Seele heilen.«

Gesundheit lässt sich nicht intravenös spritzen, sie ist ein Zustand des Gleichgewichtes, der Ausgewogenheit zwischen den Kräften, der inneren Harmonie. Ich möchte an dieser Stelle ein letztes Mal Fritz Riemann zitieren:

> »Als Gegenkräfte gegen das Überwiegen saturnischer Kräfte bedarf der Mensch der Entwicklung des Sonnenhaften in sich, als dem Bewusstsein seiner wenn auch begrenzten Freiheit; des Jupiter -haften als der liebenden Lebensbejahung, und des Marsischen als des Mutes zum Wagnis und zu kämpferischer Auseinandersetzung.«
>
> (Riemann, F., *Lebenshilfe Astrologie,* Pfeiffer bei Klett-Cotta, Stuttgart 1999, S. 190)

Ich weiß nicht, ob es so etwas wie eine Krebspersönlichkeit oder MS-Persönlichkeit gibt. Aber ich glaube, dass es sieben Begriffe gibt, über die jeder MS-Betroffene (einschließlich ich) einmal meditieren sollte:

- Rigidität,
- Perfektionismus,
- Unflexibilität,
- Härte,
- Starrheit,
- Unnachgiebigkeit,
- Angst.

♦ ♦ ♦

Ich bin Zeit meines Lebens ein Perfektionist gewesen. Mein Streben nach Vollkommenheit, nach einem unerreichbaren, sehr hoch gesteckten Ideal, erstreckte sich, neben meiner schriftstellerischen Produktion, hauptsächlich auf meinen Körper.

Schon mit sechzehn Jahren habe ich überlegt, ob ich meine Ersparnisse nicht zu einem Schönheitschirurgen tragen und mir meine kleinen Apfelbrüste vergrößern lassen soll. Sie sollten perfekt sein, vollkommen. Nicht menschlich, sondern göttlich.

Ich verbrachte morgens eine ganze Stunde mit dem Fön im Bad, ehe meine Haare den für mich richtigen Schwung hatten. Eine Laufmasche im Strumpf war ein Grund gewesen, die Diskothek sofort zu verlassen, ein Pickel auf der Nase, sie erst gar nicht zu besuchen.

Von meinem Hautarzt habe ich mir sämtliche Leberflecke entfernen lassen, weil das meinen Sinn für makellose Haut gestört hat. Nach der Leberfleck-Aktion kam die Laserepilation. Ich habe mir sämtliche störende Körperhaare epilieren lassen, der Spaß hat eine Menge Geld gekostet, und die Haare sind doch alle wieder nachgewachsen!

Mit sechsundzwanzig Jahren habe ich dann den nächsten Batzen Geld zu einem Arzt getragen, diesmal zu einem Kieferorthopäden. Eine kleine Unregelmäßigkeit in meinem Frontzahnbereich, niemandem sonst war sie aufgefallen, hatte mich gestört. Zwei Jahre lang lief ich mit einer Zahnspange herum. Ich hatte durch den Druck ständig Kopfschmerzen, weil meine Kieferknochen für eine solche Korrektur schon zu hart waren.

Jetzt habe ich Zähne wie achtundzwanzig Perlen auf einer Schnur.

Als ich meiner Freundin Sabine mein neues Dallas-Lächeln zum ersten Mal stolz zeigte, sah sie mich traurig an. »Vorher hast du mir besser gefallen.«

Über solch blödsinnige Ideen, wie mir die Brust vergrößern zu lassen, denke ich heute nicht mehr nach. Perfekt sein wollen ist Stress, enormer Stress sogar. Es sind nicht immer äußere Faktoren, die uns die Kräfte rauben, den meisten Stress machen wir uns selbst.

Ich will nicht mehr perfekt sein. Heute getraue ich mich sogar, mit unrasierten Achselhöhlen ein öffentliches Schwimmbad zu besuchen – ein Vergehen, welches mir früher wie eine Todsünde vorgekommen wäre. *Nobody is perfect.* Oft sind es ja gerade die kleinen Webfehler, die einen Teppich interessant machen.

Jetzt bin ich dreiunddreißig Jahre alt. Ich habe im Spiegel schon die ersten feinen Fältchen um meine Augenpartie herum entdeckt. Das Altwerden macht mir aber keine Angst mehr. Jedes Jahr ist ein Gewinn und bringt neue Einsichten. Wenn das eine abnimmt, wächst das andere. Mein bestes Vorbild für würdiges Altern ist meine Neurologin. Sie lässt sich auch nicht das Dekolletee liften oder ihr herrliches graues Haar plötzlich tizianrot färben. Bei dieser Frau ist alles Sein und gar nichts Schein. Das ist einer der Gründe, warum ich sie liebe.

◆ ◆ ◆

Einmal hat mir beim Nacktbaden im See ein Witzbold mein Handtuch und meine Hose geklaut. Ich musste im Schlüpfer – es war nicht mein schönster! – in der überfüllten S-Bahn nach Hause fahren.

Das Peinlichste war: Ich hatte mir nicht mal meine Stachelbeerbeine und die Bikinizone rasiert.

Ich überstand diese Fahrt mit puterrotem Gesicht und gesenktem Blick. Die Leute glotzten mich an wie eine Vogelspinne. Danach musste ich in meinem schlabberigen Schlüpfer über den ganzen Bahnsteig bis zur Rolltreppe und nach Hause gehen.

Seit jener Spießrutenfahrt in der S-Bahn weiß ich, dass eine Laufmasche im Strumpf oder ein Mohnkrümel zwischen den Schneidezähnen nicht das Schlimmste ist.

Solche Erlebnisse können uns aus unserem Trott herausreißen, sie durchbrechen die Routine, das Blut wird wieder etwas dünnflüssiger. Ich begreife solche Pannen und kleinen Katastrophen inzwischen als Muntermacher. Man kann das Leben nicht bis in den letzten Winkel hinein absichern. Ich heiße das Unvorhersagbare mittlerweile willkommen.

Einem Leben, das nur maßvoll und nach Plan verläuft, droht Gefahr, zu erstarren, steril zu werden. Von Zeit zu Zeit versuche ich ganz bewusst, meine rigide Saturnstruktur ein bisschen zu lockern. Ich fahre dann mit dem Zug an einen Ort, an dem ich nie zuvor gewesen bin. Ich überwinde einmal abends meine Müdigkeit und setze mich in ein Tanzlokal. Die spontanen Unternehmungen waren immer meine schönsten. Wirklich aufregende Begegnungen sind mir meist dann passiert, wenn ich die abgezirkelten Wege verlassen oder vielleicht nur eine S-Bahn verpasst habe.

Wenn wir etwas Neues tun, sind wir hellwach wie die Kinder. Alles Neue wirkt belebend, unsere Sicht wird wieder frisch und unverbraucht. Warum tun wir so selten etwas Neues? Weil das Phlegma im Weg ist, die Trägheit, die zähe Kruste der Gewohnheiten.

Manchmal stelle ich in meiner Wohnung einen Blumentopf um oder drapiere die Kissen etwas anders. Das sind Reize, neue Impulse. Manchmal stecke ich eine leuchtend gelbe Sonnenblume in meine schwarze Vase. Das stimuliert mein inneres Sonnenprinzip und mein Saturn, der sonst alles dominieren will, tritt ein wenig in den Hintergrund. Als ich noch keinen Schwerbehindertenausweis hatte, bin ich in der U-Bahn öfter schwarz gefahren, und da hat mein roter Kopf schon für das Mars-Prinzip gesorgt.

Warum macht Veränderung so viel Angst? Das Wort Angst kommt von Enge. Der Gegenpol von Enge ist Weite. Auf der anderen Seite der Angst wartet die Freiheit. Zur Freiheit gehört, ein einmal aufgestelltes Programm jederzeit wieder umstoßen zu können.

♦ ♦ ♦

Wenn ich im Urlaub in ein südliches Land fliege, dann versuche ich jetzt bewusst, mich dem dortigen Lebensrhythmus anzupassen und nicht meinen gewohnten, starren Nordländertakt von zu Hause beizubehalten. Dann gibt es eben mal ein bisschen später Frühstück und es wird der nächste Linienbus genommen!

Mein erstes MS-Symptom war eine Sehnerv-Entzündung auf dem linken Auge. Der Augenarzt leuchtete mir damals mit einer Lampe in die Pupille. »Lichtreaktion links träge«, hatte er gesagt. Das bedeutete, die Pupille adaptierte nicht. Sie passte sich dem neuen Lichtverhältnis nicht an. Sie blieb starr, unflexibel.

Einmal über die Stränge schlagen, einmal eine Nacht zu wenig schlafen, löst gewiss keinen MS-Schub aus. Eine Unregelmäßigkeit wirft uns nicht gleich aus der Bahn. Im Gegenteil, wenn ich einen Tag mal außer Takt gekommen bin, dann genieße ich am nächsten Tag umso mehr mein pünktliches Mittagessen. Einmal die alte Ordnung zerstören, in dem

Vertrauen, dass sie sich wieder neu formiert! Das Leben reguliert sich fortwährend selbst.

Das soll nicht heißen, dass wir ab sofort nur noch planlos in den Tag hineinleben sollen und uns den Kräften der Anarchie und Auflösung überlassen. Die Wahrheit liegt in der Mitte. Sie ist ein lockeres Pendeln zwischen den Polen. Die Synthese zwischen einer Bleikugel und einem Stück Plastilin ist der Gummiball. Er gibt nach, wenn man ihn zusammendrückt und schnellt dann wieder in seine ursprüngliche Form zurück. »Elastisch in Form sein«, nennen die Zen-Meister das.

◆ ◆ ◆

Ich habe durch meine Krankheit sehr viel über mich selbst gelernt. Und ich bin damit noch lange nicht am Ende angelangt. Wird dieser Prozess überhaupt jemals abgeschlossen sein?

Jede Krankheit ist ein Lernprozess. Lernen heißt, noch Fehlendes integrieren. Ein erleuchteter Mensch ist jemand, der alles in sein Bewusstsein integriert hat, er hat keine Schattenseiten mehr. Wir haben bei jeder Situation, in die wir geraten, grundsätzlich die Wahl zwischen Akzeptieren und Ablehnen, zwischen Verdrängen und Integrieren.

Wenn ein MS-Patient zum Arzt kommt, und der Arzt fragt »Was fehlt Ihnen?«, antwortet der Patient vielleicht: »Meine Glieder sind so steif. Wenn ich laufe, ziehen sich meine Muskeln so schmerzhaft zusammen.« Anders formuliert, könnte er auch sagen: Mir fehlt es an Beweglichkeit in meinem Leben, an Geschmeidigkeit und Ausdehnung. »Außerdem«, klagt der Patient womöglich weiter, »sind meine Beine so schwer. Ich komme manchmal kaum die Treppen hoch.« Er könnte seinen Zustand aber auch so beschreiben: Es fehlt mir an Leichtigkeit. Ich nehme alles viel zu schwer.

Wenn ich mich in meinem Geist nicht versteife, müssen sich auch nicht meine Muskeln versteifen. Geistige Unbeweglichkeit führt zu körperlicher Unbeweglichkeit. Es gibt in der Schöpfung keine Risse oder Brüche. Innen und außen sind eins.

Der Gegenpol zu Sich-auf-etwas-versteifen ist Loslassen. Ich habe die paradoxe Erfahrung gemacht, dass gerade dann, wenn ich aufgehört hatte, mich auf eine bestimmte Sache zu versteifen, das Angepeilte plötzlich wie von selbst auf mich zu kam.

Ich war 1997 bis über beide Ohren in eine Frau verliebt. Rosi hatte flammend rotes Haar, ein apartes Gesicht; wenn sie tanzte, dann war das, als würde eine Feder über den Erdboden schweben. Ich habe gedacht: die oder keine.

Ich war auf jedem Frauenfest, auf dem auch die Rosi war, und saß immer scheinbar zufällig an einem Tisch in ihrer Nähe. Doch Rosi hat mich nicht beachtet. Ich habe ihr schöne Augen gemacht und Rosen an den Scheibenwischer ihres metallicblauen Cabrios geklemmt. Die Rosi nahm es nicht zur Kenntnis. Ich habe unter dem Kirschbaum im Garten bei Vollmond Liebespüppchen vergraben. Doch Rosi wollte mich nicht.

Irgendwann habe ich losgelassen. Auch andere Mütter haben schöne Töchter, dachte ich mir. Und just in dem Moment bat mich die Rosi um meine Telefonnummer …

◆ ◆ ◆

Durch meine Krankheit lerne ich, die straff gespannten Zügel auch mal durchhängen zu lassen, mich vom Leben überraschen zu lassen. Ich erzwinge nichts mehr. Bei dem Weg mit dem Kopf durch die Wand, zerbricht meistens der Kopf und selten die Wand. Ich versuche, die Dinge einfach so zu akzeptieren, wie sie nun mal sind.

Was ist gut, was ist schlecht? Wir können das gar nicht beurteilen, denn oft erweist sich im Rückblick das »Gute« als schlecht und das »Schlechte« als gut. Wir Menschlein haben nicht die Gabe, die Dinge in ihrer Gesamtschau zu überblicken, wir sehen immer nur einen kleinen Ausschnitt, den Bruchteil, der vor uns liegt. »Nicht mein Wille, sondern DEIN Wille geschehe.« Alle Wege führen irgendwann nach Hause ... Warum ist es so schwer, sich führen zu lassen?

Ich versuche jeden Tag, die Zukunft offen zu lassen, wie ein Feld voller unerwarteter Möglichkeiten. Wenn wir uns nicht immerzu selbst diese Beschränkungen auferlegen, wird unser Leben nur reicher.

»Genieße und fließe!« ist mein Mantra für den Tag geworden. Es benennt die zwei Pillen, derer wir saturnische Menschen als Heilmittel bedürfen.

◆ ◆ ◆

Es gibt über den Verlauf der Multiplen Sklerose keine sicheren Voraussagen, aber ein paar statistische Prognoseregeln:

Wenn die MS mit einer Sehnerv-Entzündung beginnt, spricht das für eine günstigere Verlaufsform, als wenn sie gleich mit einer Lähmung oder Ataxie anfängt.

Als weitere Prognoseregel gilt: Der Charakter einer MS offenbart sich in den ersten fünf Jahren und ändert sich danach selten. Je seltener die Schübe zu Beginn auftreten, desto günstiger ist der Verlauf.

Ich habe die begründete Hoffnung, dass der Verlauf meiner Krankheit zu den zwanzig bis dreißig Prozent der gutartig verlaufenden Fälle zählt. Zwischen meinem ersten und meinem zweiten Schub lagen über vier Jahre. Über das Schreckgespenst Rollstuhl denke ich nicht nach. Fünfundzwanzig Prozent aller MS-Betroffenen brauchen nie einen Rollstuhl. Es ist müßig, sich über Dinge im Voraus den Kopf zu zerbrechen, die wahrscheinlich niemals eintreffen. Und es ist gefährlich. Ein Zitat Hiobs lautet: »Alles, was ich befürchtet habe, ist über mich gekommen.« Und ein anderer kluger Kopf wusste: »Du wirst das erleben, woran du den ganzen Tag denkst.«

Man kann sich auch in den Rollstuhl denken. Sorgenvolle Gedanken ziehen genau das Befürchtete in unser Leben. Das ist ein geistiges Gesetz. Wer sich ständig vor Einbrechern fürchtet, bei dem wird höchstwahrscheinlich einmal eingebrochen werden. Jeder Gedanke, jedes Wort strebt danach, sich zu verwirklichen. Unsere Gedanken und Worte besitzen eine schöpferische Kraft.

Meine Freundin Vera hat auch MS. Obwohl es ihr noch blendend geht, ist sie jetzt schon in eine Wohnung im Parterre gezogen, »für die Zeit«, wie sie sagt, »wenn ich nicht mehr Treppen steigen kann.«

Einen solchen Satz, ausgesprochen oder gedacht, halte ich für die Einladung einer sich selbsterfüllenden Prophezeiung. Vorsicht, Vera! Unser Unterbewusstsein gleicht einem gehorsamen Sklaven, der unsere Befehle ausführt, die wir zuvor als Bilder und Vorstellungen in es eingepflanzt haben.

Es gibt unzählige Bücher zum Thema Macht der Gedanken, von den Freitags und Murphys und Carnegies und wie die Autoren allen heißen. Vor einiger Zeit stieß mich die Vorsehung auf ein kleines, hochoriginelles Büchlein von einer Autorin namens Bärbel Mohr. »Bestellungen beim Universum«[3], so der Titel. Zu diesem Buch gibt es eine kleine Geschichte zu erzählen.

Mein Bekannter Roland, der ebenfalls an MS erkrankt ist, schwärmte von diesem Buch. Er hatte sich nach der dort beschriebenen Bestelltechnik eine Summe Geld beim Universum bestellt, die prompt zum gewünschten Liefertermin eingetroffen ist. Es waren um die 100 000 Mark, also 50 000 Euro, die er für seine Firma brauchte und die er von seinem Bruder bekam, der als Teilhaber in die Firma einstieg.

Eine Woche später war ich bei meiner Freundin Vera zum Tee eingeladen. Wir tranken Tee, wir redeten, irgendwann ging ich zur Toilette, um den Tee wieder rauszulassen, und was lag da? »Bestellungen beim Universum«! Dieses Buch schien dort auf mich gewartet zu haben.

Auch Vera war von diesem Buch begeistert. Sie hat sich beim kosmischen Bestellservice ihre Traumwohnung bestellt, und die Lieferung ist in vollem Umfang eingetroffen. Das Seltsame an der Geschichte war: Roland und Vera kannten sich nicht. Es bestand zwischen ihnen keine Verbindung. Doch sie sprachen zur gleichen Zeit von demselben Buch. Zufall? Ich glaube eher an einen sinnvollen Zusammenfall, eine Synchronizität. Das ist ein zeitliches Zusammentreffen von themengleichen Ereignissen.

---

3 Mohr, B., *Bestellungen beim Universum,* Aachen 2001.

Nachdem ich nun von zwei voneinander völlig unabhängigen Seiten mit der Nase auf dieses Buch gestoßen worden war, schien es für mich wichtig zu sein, es wollte zu mir finden. Ich habe es an einem einzigen Tag ausgelesen – und war ebenfalls begeistert.

Dieses Buch erzählt mit sehr einfachen Worten wie geistige Gesetze funktionieren. Bärbel Mohrs Botschaft ist, dass das Universum uns unsere Wünsche erfüllt, wenn wir:

- die Bestellung positiv formulieren. Also nicht sagen: »Ich bestelle die Krankheit ab«, sondern: »Ich bestelle mir Gesundheit.« Auch Wörter wie *kein* und *nicht* sollten in der Bestellung nicht vorkommen, weil unser Unterbewusstsein diese Formulierungen nicht versteht;
- die Bestellung in vollem Vertrauen auf die eintreffende Lieferung aufgeben;
- unsere Bestellung danach vergessen.

Der letzte Punkt ist wohl der Schwierigste. Wir müssen unseren Wunsch loslassen wie eine Seifenblase. Kein verbissenes Wollen mehr, keine krampfhafte Erwartung, keine Gedanken weiter an den Weg zum Ziel. Einfach nur den Eingebungen folgen und offen bleiben. Das Wichtigste bei dieser Bestelltechnik ist, dass man sich nicht zu viele Gedanken darüber macht. Abschicken, loslassen, empfangen. Es funktioniert!

Und wir dürfen nicht den Fehler machen, immer wieder nachhaken zu wollen. Wir dürfen keine Sekunde lang daran zweifeln, dass unsere Bestellung eintrifft.

Bevor sich jeder an seine Bestellungen macht, sei noch kurz an einen Satz aus dem Munde des Zauberers Merlin erinnert: »Bedenke, was du dir wünschst. Es könnte dir gewährt werden.«

Nicht jede eingetroffene Bestellung erweist sich unbedingt als Segen – siehe Roland. Der Stress mit der eigenen Firma hat seine MS ausgelöst. Schon mancher spielte mit dem Feuer und setzte dabei seine Hütte in Brand. Auch sollten sich die Bestellungen nicht widersprechen. Der Wunsch nach Beweglichkeit, also Mobilität, und der Wunsch nach einer Immobilie, also Immobilität, kollidieren.

♦ ♦ ♦

Seit ich mich mit den geistigen Gesetzmäßigkeiten beschäftige, ist mein Leben ungeheuer spannend geworden. Ich treffe Menschen, die auf demselben Weg sind. Mir passieren jede Menge Synchronizitäten.

Ich befasse mich mit einem bestimmten Thema, bringe meinen Papiermüll zum Container. Da liegt dort ein Stapel Zeitschriften und obenauf eine mit genau *meinem Thema* auf dem Titelblatt.

Was sind Zufälle anderes als Wunder?

Ich denke an jemanden und – peng! – in der nächsten Minute klingelt das Telefon und dieser Jemand ist dran.

Ich bin stets zur richtigen Zeit am richtigen Ort.

Diese Erfahrungen zeigen mir, dass wir energetisch alle in derselben Badewanne sitzen, Fäden in dem einen großen Geflecht sind und keine isolierten Elementarteilchen im All. Zwischen allem, was ist, besteht eine Verbindung. Dieses Wissen gibt mir Ruhe und Sicherheit.

♦ ♦ ♦

Ich habe auch meine schlechten Phasen, meine tiefen schwarzen Löcher, Zeiten in denen alles stagniert, wo mir alles sinnlos erscheint. Dann fühle ich mich abgetrennt, aus dem Fluss gerissen. Alles ist plötzlich wieder so dicht und dunkel. Und dann kommt meine alte Angst wieder hoch. Was, wenn die MS sich verschlechtert?

Ein Zen-Spruch lautet: »Das Auftreten eines bösen Gedankens ist eine Krankheit. Ihn nicht fortzuspinnen ist die Medizin.«

Ich nehme diese Phasen als gegeben hin. Sie währen ja, Gott sei Dank, nicht ewig. Das Wort Depression heißt zusammengedrückt sein. Auf jede Zusammendrückung folgt gesetzmäßig auch wieder eine Ausdehnung. Auf die Ebbe folgt die Flut, auf die Leere die Fülle. Es ist nur eine Frage der Zeit, bis das Pendel wieder in die andere Richtung ausschlägt.

Irgendwo hab ich mal gelesen: »Traurigsein ist etwas Natürliches. Es ist ein Atemholen zur Freude.«

Meine Depressionen waren für mich meist die Vorboten von besonders intensiven Höhenflügen. Alles, was absteigt, muss auch wieder aufsteigen, und was aufsteigt, steigt auch wieder ab. Das Hohe bestimmt das Tiefe. Ohne auf den Berg zu kraxeln, können wir die Aussicht über das Tal nicht genießen. Je stärker der Ausschlag in die eine Richtung, desto weiter schwingt das Pendel in die andere. Ununterbrochene Euphorie würden wir vielleicht gar nicht ertragen. Alles Leben gleicht einer rhythmischen Wellenbewegung. Ohne Systole gebe es keine Diastole, ohne Wellenberg kein Wellental. Wachsen und welken gehören zusammen. Man kann die Nacht vom Tag nicht trennen. Es ist alles eins.

Ich halte nichts davon, um eine dunkle Phase abzukürzen, so genannte »Stimmungsaufheller« zu schlucken. Das sind nur Krücken. Sie machen uns unfrei. Ein von Psychopharmaka Abhängiger ist ein äußerst unfreier Mensch. Was tun wir, wenn uns ein Schiffbruch auf eine einsame Insel verschlägt, auf der es keine Apotheken gibt? Dann müssen wir die Glückshormone aus uns selbst schöpfen. Ein Mensch ist umso freier, je weniger er für sein Wohlbefinden an Hilfsmitteln von außen bedarf.

Ich nehme auch keine Schlaftablette, wenn ich mal nicht einschlafen kann, ich schlucke auch keine Aspirin gegen Kopfschmerzen. Manchmal muss man Schmerz aushalten. Manchmal muss man sich eine Nacht in zerwühlten Kissen hin und her wälzen. Die Phosphorzeiger des Weckers grinsen uns höhnisch an. Tick, tick, tick. Ich kann nicht schlafen! Dafür wird die nächste Nacht umso himmlischer. Der Körper holt sich seinen fehlenden Schlaf schon wieder. Es gleicht sich alles aus.

Was zerbricht mir den Kopf? Warum kann ich mich nicht vertrauensvoll in Morpheus Arme sinken lassen? Wenn bei meinem Staubsauger die rote Signallampe brennt, dann suche ich nach der Ursache der Störung. Ich schraube die Lampe nicht heraus oder zertrümmere sie zornentbrannt mit dem Hammer. Die Achtsamkeit, die wir unseren Haushaltgeräten zukommen lassen, die sollten wir auch auf unsere Körper und Seelen verwenden.

♦ ♦ ♦

Meine Krankheit hat mich bewusster gemacht für das, was in mir und um mich herum vorgeht. Ich bin sehr sensibel für Schwingungen und Energiefelder geworden, ich registriere sofort ein unechtes Lächeln oder einen falschen Ton im Gespräch. Ich kann den Menschen ins Herz blicken. Mein Körper reagiert manchmal wie ein Seismograf, meine innere Stimme sagt mir, woran ich bei jemanden bin.

Unsere innere Stimme ist unsere innere Kompassnadel. Sie ist eine weise Instanz, der wir immer Vertrauen schenken können. Ich folge keinem anderen Führer mehr. Unsere Intuition ist klüger als der Intellekt, unser Selbst weiß mehr als das Ego.

Ich habe durch meine Krankheit gelernt, konsequent auf meine innere Stimme zu hören. Mein »Bauchgefühl« hat mich noch nie belogen. Es zeigt mir genau die Richtung, in welche ich gehen soll. Es spricht zu mir in Ahnungen, leisen Warnrufen, Eingebungen. »Hier ist die Spur«, flüstert es. Wenn wir das Geplapper in unserem Kopf zum Schweigen bringen, werden wir empfänglich für das, was unsere innere Stimme uns sagt.

Wir verlieren durch jede Krankheit etwas, sei es körperliche Beweglichkeit, Belastbarkeit, Schnelligkeit, aber wir gewinnen auch etwas hinzu. Ich lebe heute viel achtsamer, ich gehe mir selbst gegenüber eine größere Verpflichtung ein.

Vor allem frage ich mich: »Was ist mir wirklich wichtig?« Ich habe keine Energie mehr für Platitüden. Will ich mich *wirklich* mit dieser Bekannten treffen, bloß weil sie es erwartet? Dabei zieht sie mich doch bloß runter. Ist die Energiebilanz für mich auf Dauer negativ, dann stelle ich die Verabredungen mit dieser Person ein. Auch, wenn wir uns schon zehn Jahre kennen.

Ich merke schnell: Der Schuh passt. Dieser passt nicht. Niemand hat das Recht, in unseren innersten Raum einzudringen. Wir entscheiden, wem wir Einlass gewähren und wer draußen bleibt. Das Zusammensein mit Menschen, deren Wellenlänge nicht zu unserer passt, ist ermüdend.

Ich hüte mich vor »energetischen Schmarotzern«. Das sind Menschen, die von unserer Energie zehren, aber selbst keine abgeben. Sie saugen alles in sich ein, sie gleichen den schwarzen Löchern im All.

Nicht alle Vampire heißen Dracula und wohnen in einer Burg. Man erkennt Vampire nicht an ihren langen Eckzähnen, sondern an dem Gefühl des Ausgelaugtseins, das sie in einem hinterlassen. Sie tun das nicht bewusst aus böser Absicht. Sie tun das ihrer Natur gemäß. Sie *können* nichts geben, weil sie selbst leer sind. Sie müssen nehmen, um ihr eigenes Vakuum aufzufüllen. So wirkt das Gesetz des Ausgleichs.

Es gibt Menschen, die uns beschwingen und Menschen, die uns herunterziehen. Die einen sind anregend, die anderen öden uns an. Ich suche nur noch Umgang mit Menschen, die mich geistig heben und stärken. Energetische Schmarotzer werden von mir nicht ernährt.

Alles ist Nahrung im übertragenen Sinn. Bücher, Menschen, Speisen. Sie können uns als Stärkungsmittel dienen oder als unverdaulicher Brocken im Magen liegen. Wir allein entscheiden über die Qualität der Nahrung, welche wir aufnehmen, ob wir beispielsweise den Dreck, der auf den Seiten der Boulevardpresse steht, lesen wollen. Wir alle nehmen unentwegt Energie auf und geben welche ab. Wer morgens die Bildzeitung liest, tut sich damit so viel Gutes, als würde er sich ranzige Butter auf das Frühstücksbrot schmieren oder es mit verschimmeltem Käse belegen.

Bei mir im Call-Center arbeitet eine Kollegin, die ist jeden Tag chronisch schlecht drauf. Ihr Äußeres entspricht spiegelgetreu ihrem Inneren: Ein verdrießliches Gesicht, eine schlecht gemachte Dauerwelle, fünfzehn Kilo Übergewicht. Sobald sie ihren schmallippigen Mund öffnet, kommt etwas Negatives heraus. Streit mit den Schwiegereltern, Ärger mit dem Vermieter, Fahrpreiserhöhungen. Alles wird immer schlechter, immer teurer und so fort.

Diese Frau umgibt ein Niedrigfrequenzbereich, ein freudloses Feld. Sie zieht das Pech nahezu magisch an sich. Ihr Auto geht öfter kaputt, als die Autos der anderen. Wenn die Grippewelle grassiert, ist Corinna die erste, die zu Hause bleibt. Sie scheint mit den Viren auf einer ähnlichen Amplitudenzahl zu schwingen.

Wenn ich die Möglichkeit habe, setze ich mich an einen Schreibtisch möglichst weit von ihrem entfernt. Habe ich diese Möglichkeit nicht, dann schalte ich meine Ohren auf Durchgang und schlüpfe in meinen »mentalen Regenmantel«, an dem ihre negative Energiedusche abperlt. Das ist nicht Unhöflichkeit, das ist Selbstschutz. Ich lass mich nicht zumüllen. Ich bin keine Deponie, in die andere ihre Abfälle werfen dürfen. Bei einem *echten* Problem höre ich gern zu, aber chronische Pessimisten und Negativdenker verschießen bei mir ihre Patronen ins Leere. Energien, die ich nicht empfangen will, schicke ich an den Absender zurück.

◆ ◆ ◆

Nach dem Zusammensein mit Menschen brauche ich meine Phasen des Alleinseins, der Zurückgezogenheit, in denen ich meine Batterien wieder aufladen kann. Das ist für mich so wichtig wie das Einatmen nach dem Ausatmen. Ich kann nicht zu viele Reize auf einmal verarbeiten, dann verliere ich mich.

Ich habe nur wenige, aber gute Freundschaften. Qualität ist mir wichtiger geworden als Quantität. Der Tag hat nur vierundzwanzig Stunden. Wenn die Kräfte weniger werden, muss man eine Auslese treffen zwischen Spreu und Weizen, auch zwischen in die Breite und in die Tiefe gehen. Mein Telefonbüchlein ist dünner geworden. Ich gelte als extrem ungesellig, aber das ist mir gleichgültig. Früher war mir die Meinung der Leute über meine Person überaus wichtig. Ich konnte tagelang darüber nachsinnen, was der Herr X oder die Frau Y wohl an jenem Abend über mich gesagt haben mögen. Ob mein Rock zu kurz oder zu lang gewesen war, mein Auftreten zu forsch oder zu bescheiden. Ich konnte stundenlang in meinem Zimmer sitzen und ein vergangenes Gespräch in meinem Geist wieder und wieder abspulen und dann überlegen, was ich hätte sagen sollen und nicht gesagt habe, was ich gesagt habe und nicht hätte sagen sollen.

Alles Stress, purer Nervenstress! Man verliert so viel Energie dabei! Über verpasste Chancen nachzugrübeln ist sowieso völlig sinnlos, weil man Vergangenes nicht mehr rückgängig machen kann. Wozu sich das Leben so unnötig schwer machen? Um kräftemäßig über die Runden zu kommen, müssen wir MS-Kranken unsere Energie von solchen Belanglosigkeiten abziehen.

Was »die Leute sagen« wird mir von Tag zu Tag gleichgültiger. Mit solchen Fragen mag ich mein Hirn nicht mehr belasten. Wenn sich meine Hände an manchen Tagen mit Messer und Gabel schwer tun, dann rolle ich die Pizza im Restaurant zusammen und esse sie wie eine Banane. Was schert es mich, was die Leute vom Nachbartisch über mich denken! Meistens denken sie übrigens gar nichts, sie sind völlig mit ihren eigenen Problemen beschäftigt.

Die MS hat mich gelassener gemacht. Meine Prioritäten sind jetzt andere. Es wird mir zunehmend »wurschtiger«, ob gewisse Leute mich mögen oder nicht. Wenn eine Tür zuschlägt, öffnet sich dafür eine neue. Seit ich Frührentnerin bin, brauche ich keinem Chef mehr den Stiefel oder etwas anderes zu küssen. »Ich muss gar nichts mehr«, ist einer meiner Lieblingssätze seit meiner Berentung geworden. Und in besonders krassen Fällen murmele ich auch schon mal: »L… m… a… A…«

Ich habe mir abgewöhnt, mich über Bagatellen aufzuregen. Eine verspätete S-Bahn, eine unfreundliche Verkäuferin werfen mich nicht mehr aus dem Gleichgewicht. Ich habe auch keinen Appetit mehr auf irgendwelchen Klatsch und destruktive Intrigen.

In unserem Haus wohnt ein Giftpilz, der seine Energie daraus bezieht, die Mieter gegeneinander auszuspielen. Neulich fragte er mich in verschwörerischem Ton, ob mich der von Frau Meyer im Flur abgestellte Kinderwagen nicht auch störte.

Ich sah ihn freundlich an. »Dieser Kinderwagen befindet sich außerhalb meines Wahrnehmungsbereichs«, sagte ich und ließ den Blödkopf stehen.

Wir dürfen uns auch verweigern, das ist unser gutes Recht. Wenn ich mich vor neun Jahren meinem Chef und Liebhaber verweigert hätte, dann wäre die Krankheit vielleicht gar nicht oder erst viel später ausgebrochen.

◆◆◆

Seit 1994 habe ich Multiple Sklerose. Es geht mir die meiste Zeit gut. Ich führe das Leben, welches ich meiner Bestimmung nach führen soll, und das ist auch genau das Leben, welches ich führen will.

Ich liebe Frauen. Ich unterhalte mich gern mit Männern, ich flirte auch manchmal mit ihnen, aber ich kenne die Grenze. Warum immer wieder auf die heiße Herdplatte greifen, wenn man weiß, dass man sich die Finger verbrennt?

Ich wähle nur noch das mir der Entelechie nach Zugedachte. Wenn ich auf meinem Weg bleibe, wenn ich in Übereinstimmung mit meinem inneren Gesetz lebe, dann wird die Krankheit auch nicht fortschreiten. Dieses Wissen gibt mir absolute Sicherheit. Es lässt alle äußeren Absicherungen wie Grippeschutzimpfungen, Abschirmvorhänge, Kristallpyramiden unterm Bett usw. weitgehend überflüssig werden. Ich bin zwar eine Hexe, aber ich habe keinen Besen vor der Tür stehen. Die Kraft und der Schutz sind nicht an äußere Objekte gebunden.

Mir ist noch nie ein MS-Schub »einfach so« widerfahren, also wie ein Dachziegel oder Hagelkorn auf den Kopf gefallen. Wenn ich mit mir im Reinen war, wenn ich meine Wahrheit lebte, ging es mir auch körperlich gut. Erst wenn ich meinen Weg verlassen hatte, musste mich meine Krankheit wie einen abtrünnigen Dackel zurückpfeifen. Meine Krankheit ist meine Verbündete geworden, sie hat mich meiner Wahrheit ein ganzes Stück näher gebracht.

Unser Schicksal weben wir uns in jedem Augenblick selbst. Es liegt in meiner Hand, ob ich bei meinem nächsten Hiddensee-Urlaub auf dem Fahrrad die Deichstraße entlangflitzen kann oder im Rollstuhl über planierte Wege zockeln muss. Die Größe der Räder ist die gleiche. Aber mein Geist entscheidet darüber, ob sie sich hintereinander oder nebeneinander befinden.

Ich bin kein Fan von klugen Ratschlägen, die nerven mich selbst. Aber wenn ich einem Menschen mit MS oder Krebs oder einer anderen ähnlich schweren Krankheit einen Rat geben sollte, dann hieße der: »Vor allem sei dir selbst getreu.«

Wir sind nicht auf der Welt, um die Erwartungen anderer zu erfüllen. Du musst es zuerst einer einzigen Person recht machen: dir selbst. Lebe *dein* Leben und nicht das Leben, das ein anderer für dich entworfen hat. Wir dürfen Nein sagen. Laut, deutlich, unmissverständlich. Und ohne uns im nächsten Satz gleich wieder dafür zu entschuldigen.

Ich hatte mal eine Tante. Sie hat dreißig Zigaretten am Tag geraucht, hat Innereien und fettes Schweinefleisch gegessen. Sie hat fünfzig Jahre lang in einer dunklen feuchten Wohnung in einem der übelsten Viertel von Dresden gehaust. Diese Frau ließ sich nichts gefallen. Wer ihr dumm kam, den stampfte sie verbal mit ihrer lauten Stimme in den Boden. Im schlimmsten Fall holte sie auch mal mit der Hand aus. Diese Tante ist bei bester Gesundheit über neunzig Jahre alt geworden. Sie hat nichts in sich hineingefressen. Ihre Immunabwehr funktionierte.

Aleister Crowley, der große Magier, sagt: »Tu, was du willst, ist das ganze Gesetz.«

Nicht im Sinne von rücksichtslosem Egoismus, nicht so, dass man andere Menschen schädigt, sondern im Sinne von Selbsttreue und Authentizität.

Wir können es nicht allen recht machen. Wir sind nicht hier, um uns aufzuopfern. Welch ein Wort! Ein unglücklicher Mensch kann andere Menschen nicht glücklich machen. Er verbreitet in seiner Nähe eine Atmosphäre von Schuldgefühlen und Frustration. Jeder gibt das weiter, was er in sich trägt.

Wir sind zur Freude auf diesem Planeten, nicht zum Leid. Wir sind hier, um unsere Freude am Dasein zu teilen, um das

Himmelreich auszudehnen, bis es alle und alles umschließt. Seligkeit ist unser Urzustand. Wir haben ihn nicht verloren, nur vergessen. Wir können uns wieder an ihn erinnern. Erinnern heißt, das Veräußerte zurück nach innen holen. Wo es immer war. Wo es immer ist. Wo es immer sein wird.

♦ ♦ ♦

Ich bin seit dreiunddreißig Jahren auf diesem Planeten. Meine Seelenpartnerin hat noch nicht zu mir gefunden. Ich habe Geduld. Ich bin irgendwie nicht mehr so fest in diesem Raum-Zeit-Gefängnis eingesperrt. Wenn wir den Zeitfluss nicht mehr zerhacken, in Vergangenheit und Zukunft aufspalten, dehnt sich der Augenblick zur Ewigkeit aus. Der Weg wird dann das Ziel.

Wenn die Zeit reif ist, wird eine Frau, die auf allen Ebenen zu mir passt, in mein Leben treten. Das geschieht ganz ohne Magie, ohne Manipulation, ohne Verführung. Es passiert, weil es passieren soll. So wie ein Apfel vom Baum fällt, wenn er reif geworden ist.

Ich suche nicht mehr. Ich vertraue auf das Gesetz von Ausstrahlung und Anziehung. Das, was zusammengehört, findet sich. Wenn wir dieses Gesetz in unserem Leben verstanden haben, müssen wir nicht mehr hierhin und dorthin laufen. Die Dinge gravitieren auf uns zu. Es gibt keine »verpassten Gelegenheiten« mehr. Der Markt ist nicht mehr entscheidend. Wir sind zu einem Magnet geworden, der das Passende anzieht.

Ich bin gern allein. Das All*ein*sein ist etwas Wunderschönes. Wer es nicht mit sich selbst aushält, hält es auch bei keinem anderen Menschen aus.

Osho hat gesagt:

»Je tiefer du in dir selbst ruhst, umso tiefer kannst du das Herz eines anderen erreichen.«

Meine Krankheit hat mich für die schönen Dinge viel empfänglicher gemacht. Seit das Damoklesschwert Multiple Sklerose über meinem Kopf schwebt, genieße ich alles ganz intensiv. Jedes Buch, jeden Ausflug, jede Station auf meiner Lebensreise.

Ich genieße jeden Meter, den ich auf meinem Fahrrad fahre. Ich freue mich über jeden Vogel, der sich in der Pfütze plustert, über jedes Eichhörnchen, das durch die Baumwipfel hüpft. Ich freue mich an jedem blühenden Baum. Und wenn im Herbst die Blätter gelb werden, berührt mich das fast noch mehr als der Frühling. Der Herbst ist meine Lieblingsjahreszeit. Die kühlen, nebligen Morgen. Der Geruch des Welkens, des langsamen Ausklingens. Dann ist Saturn in seinem Element!

◆ ◆ ◆

Im März letzten Jahres schickte mich meine Neurologin wieder einmal zu einer »e.d. Verlaufskontrolle«. Da wird ein Kernspintomogramm des Schädels gemacht, und die Aufnahmen werden mit denen der Voruntersuchung verglichen.

Ich hatte Angst vor diesem Termin. Ich dachte: *Wer weiß, was sich in der Zwischenzeit an neuen Läsionen in meinem Gehirn gebildet hat. Kluge Bücher über Mentalheilung zu schreiben ist das eine. Sein eigenes Leben wirklich immer in Angstfreiheit zu führen, das andere.*

Mit gemischten Gefühlen ließ ich mich in die Röhre schieben. Mit bangem Herzen ging ich anschließend in das Zimmer des Radiologen, der die Aufnahmen mit mir besprechen wollte.

Da klemmten meine Aufnahmen vor einer Leuchtwand, die Aufnahmen der Voruntersuchung, die ich mitgebracht hatte, klemmten darüber. Zwischen beiden ein Unterschied wie Nacht und Tag. Waren das überhaupt meine Aufnahmen? Ja doch, denn die Läsionen waren ja noch da, an denselben Stellen, nur viel kleiner als bei der Voruntersuchung, manche waren ganz verschwunden.

Ich fasste es nicht. Auch der Arzt schaute ganz verblüfft. »Ein guter Befund«, meinte er. »Kommt nicht alle Tage vor.«

Ich verließ das Schnittbildzentrum am Rotkreuzplatz in einem rauschähnlichen Zustand. Meine Herde hatten sich zurückgebildet! Ein schönes Geschenk zum Frühlingsanfang. Mein Körper arbeitet nicht mehr gegen mich, er geht mit mir. Ich fühlte in mir eine ganz tiefe Gewissheit. Vor der nächsten Untersuchung habe ich keine Angst mehr. Weil mein Glauben inzwischen Wissen geworden ist.

♦ ♦ ♦

Man liest in den Lehrbüchern der Schulmedizin immer wieder, dass die Multiple Sklerose eine unheilbare Krankheit ist, deren Fortschreiten man bestenfalls mit der Einnahme von Immunsuppressiva und Immunmodulatoren hinauszögern kann.

Ich glaube nicht, dass es so etwas wie »unheilbare Krankheiten« gibt. Die Fähigkeit unseres Körpers zur Regeneration ist unbegrenzt. Es gibt Fälle, wo sich walnussgroße Tumore vollständig wieder zurückgebildet haben. Wunderheilungen hat es zu allen Zeiten bei allen Völkern gegeben. Ich glaube, dass bei *jeder* Krankheit, auch bei der Multiplen Sklerose, Spontanremissionen möglich sind. Wer bestimmt eigentlich, welche Krankheit »heilbar« und welche »unheilbar« ist?

Jesus sagte zu einem Gelähmten: »Steh auf und geh!« Der Mann stand auf, nahm sein Bett und ging heim. Sein Glaube hat ihm geholfen.

In dem Moment, in welchem ich für mich festlege, dass meine Krankheit unheilbar ist, wird sie unheilbar sein. Unser Glaube ist die Matrix, in welcher sich unsere Wirklichkeit materialisiert.

Dort, wo die Krankheit ist, ist auch die Heilung. Krankheit und Heilung gehören zusammen wie Schuld und Sühne, Irrtum und Berichtigung, Abstieg und Wiederaufstieg. Was gefallen ist, kann sich auch wieder aufrichten. In der hebräischen Überlieferung hat das Wort Schlange (Versucher) denselben Zahlenwert wie das Wort Messias (Erlöser). Die Schlange, die sich am Paradiesbaum abwärts windet, richtet sich am Äskulapstab, dem Symbol der Heilkunst, wieder auf.

Gesundheit ist unser natürlicher Zustand, nicht Krankheit. MS-Herde sind so unnatürlich wie Blutgerinnsel und so überflüssig wie ein Tattoo auf einem glatten Babypopo.

Wenn Gott uns nach seinem Ebenbild erschaffen hat, dann hat er uns nicht krank erschaffen. Die Krankheit haben wir selbst gemacht. Sie hat im Geist ihren Ursprung genommen und im Körper ihre Wirkung gefunden. Wenn wir die Ursache aufheben, verschwindet auch die Wirkung.

Krankheit ist Irrtum. Heilung ist Erkenntnis. Das Wiedererkennen unserer Einheit mit der Quelle (Gott) gibt uns unsere Gesundheit zurück. Wir müssen dazu nicht nach Lourdes pilgern. Die Heilkraft ist an keinen Ort gebunden. Alles, was wir brauchen, ist genau dort vorhanden, wo wir uns befinden.

Tarthang Tulku, ein großer Weiser, hat gesagt:

> »Perfekte Gesundheit und das Erwachen sind in der Tat dasselbe.«

Quellennachweis
Die Goethe-Zitate stammen aus der folgenden Ausgabe: Goethe, J. W. v.: Gedichte (Ausgabe letzter Hand, 1827), Digitale Bibliothek Band 1: Deutsche Literatur – Basisbibliothek
Verlag und Autorin haben sämtliche Zitate und Quellen in diesem Buch nach bestem Wissen und Gewissen geprüft und unter Wahrung sämtlicher Rechte wiedergegeben. Sollten trotz sorgfältiger Prüfung Urheberrechte übersehen worden sein, geschah dies ohne Absicht. Der Quellennachweis wird dann in der zweiten Auflage entsprechend ergänzt werden.

»Eine bewegendes Selbstzeugnis.«

WELT AM SONNTAG

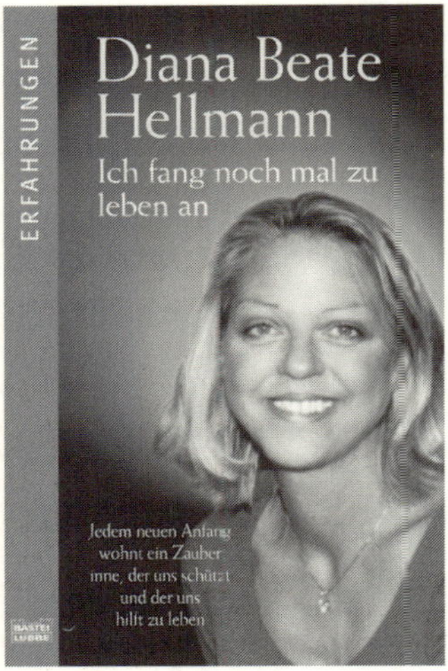

Diana Beate Hellmann
ICH FANG NOCH MAL ZU LEBEN AN
Jedem neuen Anfang wohnt ein Zauber inne, der uns schützt und der uns hilft zu leben
Erfahrungen
640 Seiten
ISBN 978-3-404-61524-7

Mit dem Umzug nach Los Angeles erfüllt sich Diana Beate Hellmann einen langgehegten Traum. Die erfolgreiche Autorin will in Kalifornien neu beginnen. Doch unter der Oberfläche eines schönen Lebens ist sie eine zutiefst unglückliche junge Frau. Denn sie leidet an einer der tückischsten Krankheiten unserer Zeit: Alkoholismus.

Niemand kann ihr helfen außer sie selbst. Wird sie es schaffen, die Krankheit zu besiegen?

Bastei Lübbe Taschenbuch

Wenn der eigene Körper zum Gegner wird

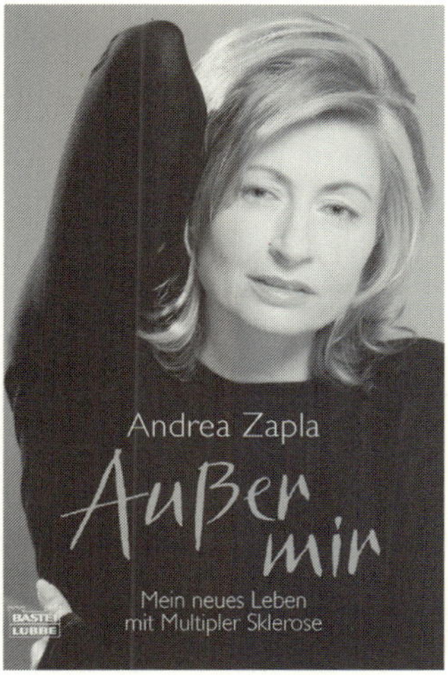

Andrea Zapla
AUSSER MIR
Mein neues Leben
mit Multipler Sklerose
Erfahrungen
368 Seiten
ISBN 978-3-404-61635-0

Zunächst sind nur die Füße betroffen, taub, wie auf Watte geht Andrea Zapla, stolpert manchmal, muss den Sport ausfallen lassen. Doch dann mehren sich die Symptome: ein Kribbeln in ihrem Bauch macht sich bemerkbar, wie ein kleines, unangenehmes Tier. Die Diagnose »Multiple Sklerose« eröffnet ihr schließlich Einsichten in eine merkwürdige Welt, in der die Naturgesetze nicht mehr zu gelten scheinen …

Lebensbejahend, voller Humor und Selbstironie erzählt Andrea Zapla die Geschichte ihrer Krankheit – und wie sie lernte, mit ihr zu leben.